Ma petite plume

Julie de Troy Lecante

Ma petite plume

Vivre et surmonter l'interruption médicale de grossesse

Préface du Dr Alexandra Letourneau

Michalon Éditeur

9, rue de l'École-Polytechnique – 75005 Paris
www.michalon.fr

ISBN : 978-2-84186-865-0

À mon Théo que j'aime tant, qui m'a fait
devenir mère et qui a changé ma vie à tout jamais.
À mes enfants, Antoine, Camille,
Margaux et Louise.
À mon âme sœur, Jean-Marie.
À mes parents et mes frères
qui sont le socle de ma vie.
À ma famille et mes amis
qui sont indispensables à ma vie.
À mes grands-parents qui manquent à ma vie.
À tous les « Paranges ».

Préface

La perte d'un enfant est une épreuve particulièrement douloureuse pour les couples qui y sont confrontés. Le chagrin est immense, le sentiment d'injustice très fort, car il n'est pas dans l'ordre des choses pour des parents de vivre le décès de leur enfant.

La problématique de l'interruption médicale de grossesse est toute particulière : à cette douleur s'ajoute le fait d'avoir à prendre la décision d'arrêter la vie d'un fœtus gravement malade.

Julie de Troy décrit parfaitement le parcours difficile des couples confrontés à cette situation. Peu de futurs parents imaginent qu'une échographie puisse être autre chose qu'une rencontre avec ce petit être qu'ils ont désiré et qu'ils imaginent déjà. L'annonce d'une pathologie fait souvent l'effet d'un tremblement de terre. Puis vient l'attente, l'angoisse et enfin le diagnostic d'une maladie grave et incurable.

Julie nous fait vivre le doute auquel ces couples sont confrontés jusqu'à la décision d'interrompre la grossesse. Est-ce la meilleure décision pour ce bébé et pour nous ? N'y a-t-il vraiment aucun espoir d'amélioration, ni de traitement ? Et quand cette décision est prise, vient très souvent un sentiment d'urgence : comment supporter ces jours passés à sentir son bébé bouger alors que son décès est déjà programmé ? Il revient alors aux équipes soignantes la lourde tâche d'expliquer, de rassurer et d'accompagner ces couples en détresse. Si ce temps peut paraître cruel, il est en fait indispensable pour permettre aux parents de mûrir leur décision et de choisir comment ils souhaitent accompagner leur enfant.

Enfin, arrive le jour de l'accouchement, où se mêlent la naissance et la mort.

Et après ?

L'interruption médicale de la grossesse n'occulte en rien l'existence de ce bébé. Quelle que soit la gravité de sa pathologie, cet enfant a été désiré et conservera toujours sa place au sein de l'histoire du couple et de la fratrie.

Préface

Avec beaucoup de sensibilité et de délicatesse, Julie de Troy nous fait partager l'épreuve qu'elle a traversée avec son conjoint.

L'accouchement d'un bébé qui ne crie pas et ne criera jamais.

Le retour à la maison, face à la chambre vide.

Les projets échafaudés qui ne se réaliseront jamais.

Les réactions de l'entourage, souvent compatissant mais parfois maladroit.

Julie nous permet de comprendre les étapes qui mènent à la reconstruction.

Elle a choisi de devenir infirmière en maternité, afin d'accompagner les couples dans l'un des plus beaux moments de leur vie, mais parfois aussi l'un des plus terribles.

Ce récit est rempli d'espoir. Oui, il est possible de continuer à vivre après une interruption médicale de grossesse. Oui, on peut avoir d'autres enfants, qui jamais ne remplaceront l'enfant perdu mais qui rendront à leurs parents le sourire et la capacité à envisager l'avenir. Avec, comme pour Julie, une petite plume qui volera pour toujours autour d'eux…

Dr Alexandra Letourneau
Gynécologue-Obstétricien / PHC
à l'Hôpital Antoine Béclère de Clamart
Spécialisée en Diagnostic Anténatal

1.
Un avant et un après

Je cours. J'ai toujours l'impression de vivre à cent à l'heure. Mais je cours aussi pour mon plaisir et mon bien-être. C'est une véritable soupape de décompression pour moi. Une sensation de liberté et l'impression d'être pleinement en vie. Comme souvent lors de mes sorties de running, je pense à Théo. Ce jour-là, il est encore dans mes pensées et mon esprit ne peut l'ignorer. Une petite plume tombe sur moi. Encore une. La première fois, c'était le jour de son enterrement. Toutes très blanches. Elles sont pour moi et pour certains membres de ma famille un signe de lui. Il m'accompagne à chaque étape importante de ma vie depuis bientôt dix ans, j'en suis persuadée. Et chaque fois, une plume sur mon passage.

Il est dans mes bras. Je le porte et le regarde. Il est encore chaud, il semble dormir. Les médecins ne se seraient-ils pas trompés ? J'ai les yeux embués de larmes, mais je ne cesse de le regarder, de l'examiner. Je suis mère pour la première fois. Mais je dois, en même temps que je le découvre, lui dire au revoir. Le premier contact physique avec mon bébé sera le point de non-retour ; il y aura pour toujours un avant et un après lui. La vie l'a quitté, et avec lui une partie de moi-même. Mais je suis sûre que son âme est quelque part autour de moi, autour de nous.

J'ai toujours été croyante. Cela me fait du bien de penser qu'il existe quelque part une entité, un endroit, où toutes les âmes déchues se retrouvent et veillent sur les leurs jusqu'à leurs retrouvailles. Une vie, si courte soit-elle, ne peut selon moi s'effacer à tout jamais. Elle laisse forcément une trace quelque part. Mon bébé a laissé son empreinte. À sa manière, il m'a marquée au fer rouge, moi, mais aussi tous ceux qui ont vécu ce drame de près ou de loin, que notre histoire a touchés ou interpellés.

Avant lui, je n'avais que très peu été confrontée à la mort. J'ai eu la chance d'en être préservée jusqu'à l'âge de dix-huit ans. Mais la même année, j'ai malheureusement perdu deux membres de ma famille. Le premier fut mon oncle, qui était aussi mon parrain. Je l'aimais énormément. Je me rendais souvent en vacances chez lui et ma tante. J'en garde d'excellents souvenirs. Mon parrain me faisait beaucoup rire et avait toujours un mot gentil pour moi. Il était attentionné, et malgré les épreuves très douloureuses qu'il avait eu à vivre, il gardait toujours le sourire, en tout cas devant moi. Pour son travail, il se rendait de temps en temps à Paris et venait dormir chez nous. Je me souviens avec nostalgie de ces instants festifs pour moi. Je l'admirais. Mais ses blessures intérieures ont eu raison de lui. Il a préféré s'en aller. Son décès a été brutal, violent et totalement inattendu. J'en ai été profondément bouleversée. J'ai accompagné mes parents à ses funérailles, mais je ne suis pas allée lui dire au revoir. Je n'en avais pas la force et j'avais peur de voir la mort en face pour la première fois.

Durant cette même année, 1999, nous avons dû subir un second deuil. Il s'agissait de ma grand-mère paternelle. Elle était la seule figure grand-parentale qu'il me restait. Je la respectais profondément. Je ne la voyais pas souvent, seulement une ou deux fois par an, mais c'était ma Mamie. J'ai des souvenirs tendres avec elle. C'était une femme assez renfermée, qui paraissait souvent triste ou préoccupée. J'ai toujours pensé que c'était parce qu'elle gardait en elle beaucoup de secrets. Elle a eu huit enfants, mon père était le dernier ; elle est devenue veuve assez jeune. Bien que préservée, je percevais parfois les malaises et non-dits, qui existent dans toutes les familles. Mais lorsqu'elle me voyait, elle était douce et bienveillante. Mon père lui ressemble beaucoup physiquement. J'aimais venir chez elle en vacances, me rendre sur les lieux d'enfance de mon père. Ce retour aux sources m'était bénéfique. J'ai toujours été fière de mes racines. Lorsqu'elle est décédée, quelques jours avant Noël, nous nous sommes aussitôt rendus en Dordogne pour la veiller et assister à son enterrement. C'était la première fois que je me retrouvais face à une personne décédée. Ma mère m'avait déconseillé d'aller voir son corps. Mais c'était pour moi essentiel, afin d'entamer mon travail de deuil. La voir, une dernière fois, pour réaliser qu'elle était bien partie. Je suis restée à l'écart, dans cette chambre plongée dans la pénombre, où certaines de mes tantes et cousines étaient présentes et agenouillées, près d'elle. J'aurais aimé, à ce moment-là, avoir la force de l'approcher, de la toucher, de l'embrasser une dernière fois. Mais ma jeunesse était un frein. J'étais terrifiée. Mon père m'a rejointe. C'est aussi pour lui que je l'ai fait, pour le soutenir à ma manière dans sa tristesse.

Étant devenue infirmière, je suis malheureusement bien plus souvent confrontée à la mort. Bien sûr, je la redoute, surtout lorsqu'il s'agit d'enfant ou de bébé. Mais elle ne me fait plus peur. Je pense l'avoir vue dans sa définition la plus sombre, lorsqu'elle s'est emparée de mon fils. Il y a eu chez moi un avant et un après.

2.
Pour le meilleur et pour le pire

27 août 2005. Le plus beau jour de notre vie. Le soleil est de la partie, il illumine cette journée que j'attendais depuis si longtemps. Après sept années de vie commune, Jean-Marie et moi nous unissons officiellement devant famille et amis. Nous nous lançons dans notre vie, pleins d'espoir et de projets. Je réalise mon rêve de petite fille. Mes parents m'ont offert une très belle robe, mon amour est là, j'entre dans l'église au bras de mon père, cet homme qui m'a tout appris et que je chéris tant. Devant toute cette assemblée, nous nous jurons fidélité et espérons que la vie sera douce et longue. Nous espérons inconsciemment que la vie nous épargnera et sera clémente avec nous. C'est une journée magnifique, tout est exactement comme nous l'avions imaginé.

Nous sommes vraiment très heureux. Nous ne pouvions pas rêver plus beau mariage. Tout le monde semble ravi d'être là, et cela nous fait chaud au cœur. À la fin de la cérémonie religieuse, devant une statue de la Sainte Vierge, nous nous recueillons en silence, pour les êtres chers que nous avons perdus. Durant la soirée, nos frères et sœurs et nos amis les plus proches se réunissent pour nous chanter, avec leurs mots, une chanson qui doit nous porter bonheur. « Tout le bonheur du monde » est entonné par tous, elle résonne encore dans ma tête. Tous les gens que nous aimons sont réunis autour de nous. Que demander de plus ? Notre vie de jeunes mariés commence alors. Finalement, cela ne change pas grand-chose pour nous qui vivons ensemble depuis plusieurs années déjà. Mais cet engagement avait une véritable signification pour nous deux, car il marquait le début d'une nouvelle vie, celle de la construction de notre famille à nous. C'était important pour nous de nous unir officiellement avant d'avoir des enfants. Nous avons toujours parlé d'avoir plusieurs enfants avec Jean-Marie. Notre souhait est d'avoir une grande famille. J'ai le sentiment à ce moment-là qu'une page de notre vie se tourne et qu'un nouveau chapitre s'écrit.

J'ai connu Jean-Marie au collège, nous n'avions que 12 ans. Je ne m'intéressais pas à lui. Je suis restée « petite fille » assez longtemps. Alors que certaines copines parlaient déjà de maquillage et de mode, moi je continuais à jouer à la poupée. C'est venu un peu plus tard. À 14 ans, ce grand brun, un peu trop mince à mon goût, attire désormais mon attention. Un après-midi de juin 1995, à la sortie des cours, nous nous embrassons pour la première fois. Chaque matin, j'attends avec impatience de le retrouver et, à chaque fois, bien que la séparation est courte depuis la veille, nos retrouvailles s'éternisent et nous font arriver en retard en classe. En cours, je regarde sans cesse ma montre en espérant que le temps passe un peu plus vite jusqu'à la pause.

Les week-ends et vacances scolaires sont alors pour moi difficiles à vivre. Au milieu des années 90, le téléphone portable n'existe pas encore. Nos parents travaillant et n'habitant pas à côté, difficile d'entretenir des relations. Pour pouvoir l'appeler et discuter tranquillement, je dois demander la permission à mes parents et je dois user d'ingéniosité pour camoufler mes conversations à mon frère aîné, assez taquin sur ce sujet. Pas de téléphone sans fil à cette époque. Heureusement, le fil du téléphone est long! Je le porte jusqu'à la buanderie, où je m'enferme pour être plus tranquille, le fil traînant sur tout le sol de l'entrée.

Ma mère, qui est à la fois ma confidente et ma meilleure amie, sait tout de cet amour de jeunesse, mais se garde bien de tout raconter à mon père, qui est à mille lieues d'imaginer que sa petite fille n'est finalement plus si petite que ça.

Une année s'écoule, à ne se voir que durant les pauses et à la sortie des cours. Moi, je m'accommode assez bien de cette situation, mais Jean-Marie commence à s'en lasser. Il est dans une mauvaise période et son comportement change. Je vis mon premier chagrin d'amour. Ma mère n'aime pas me voir dans cet état et essaye de me remonter le moral. Mon père, lui, ne comprend pas trop ce qu'il m'arrive. Il semble mal à l'aise face à ma tristesse et tente de me faire relativiser en faisant des blagues pour que je retrouve le sourire. Mes parents ont toujours été doux avec moi. J'ai beaucoup de chance.

Mes parents sont mon modèle de vie et de couple. Ils se sont connus – eux aussi – à l'âge de 15 ans durant les grandes vacances. Ma parisienne de maman est allée à la rencontre de son destin, un jour d'août 1965, dans un petit village de Dordogne. À la fin de l'été, ils se sont juré de se revoir. Ce qu'ils ont fait, pour ne plus se quitter.

Mes grands-parents, très avant-gardistes pour l'époque, ont accepté que ce jeune homme de province vienne habiter chez eux, dans leur 30m^2 en plein Paris, pour que leur fille soit heureuse. Ils se sont mariés en 1969, à l'aube de leurs 20 ans. Mon père est ensuite parti faire son service militaire.

Hiver 1971, l'accomplissement de leur amour, Franck, est né. Leur premier enfant, un fils, ils sont fous de joie. Ma mère a à peine 21 ans, ils vivent dans un tout petit studio, n'ont que très peu de moyens, travaillent déjà beaucoup, mais sont les plus heureux du monde.

Été 1974, Cédric vient agrandir leur petite famille. Tout va pour le mieux dans le noyau familial qu'ils ont construit.

Quelques années plus tard, ma maman a très envie d'un troisième enfant. Mais mon père beaucoup moins. D'autant plus qu'il aimerait une fille et qu'il pense être bien parti pour ne faire que des garçons. Mais il s'est laissé convaincre à la naissance de ma cousine Bénédicte, née après deux garçons. Début 1981, en pleine nuit, mon père est le premier à me découvrir. Il a une fille et n'en revient pas !

Les liens entre mon père et moi sont indestructibles. Il a toujours été très aimant et attentionné envers nous trois. Certes, il hausse la voix de temps en temps, mais je n'ai que très peu de souvenirs de lui en colère contre moi. C'est un homme très honnête et respectueux. Malgré son côté râleur et un peu bougon, il a un profond amour pour sa famille, sa femme, ses enfants et ses petits-enfants. C'est un grand-père formidable. Pourtant, au départ, cela n'a pas dû être facile pour lui. Ayant perdu son père à l'âge de deux ans, il n'a pu s'appuyer sur aucun modèle. Il est le dernier d'une fratrie de huit enfants, nés après la guerre, dans une modeste famille du Périgord. Il a toujours beaucoup travaillé pour le bien de sa famille, sans jamais se plaindre, alors que mes parents ont connu bien des galères dans leur vie. Sans doute comme dans la plupart des familles. Malgré tout, la solidité de leur couple et leur amour leur ont permis de tout affronter ensemble, jusqu'à la perte de leur petit-fils.

Avec ma maman, notre relation a toujours été fusionnelle. Je ressens pour elle une profonde admiration. C'est un modèle pour moi. Je suis très proche d'elle, je n'imagine pas ma vie sans ce petit bout de femme. Elle aussi a fait tout son possible pour sa famille ; elle a travaillé en élevant ses trois enfants. Elle a tout assumé, travail, maison, enfants, en prenant soin de toujours porter de l'attention à son mari. Mon perfectionnisme et ma maniaquerie viennent peut-être d'elle. Pourtant, pour elle non plus, ce n'était pas gagné au départ. À l'inverse de mon père, elle vient d'une petite famille. Fille unique, elle était très proche de ses parents. C'est pourquoi leur décès a été un véritable choc pour elle. Comment peut-on surmonter la perte de ses deux parents, à une semaine d'intervalle ? Mon grand-père est décédé début mai 1981 d'une crise cardiaque, quelques mois seulement après ma naissance. Lui qui rêvait d'avoir une petite-fille sera au moins parti en ayant connaissance de mon existence. À peine sa tombe refermée, ma grand-mère, affaiblie par le chagrin, a succombé à son tour. Elle est décédée d'une embolie pulmonaire, sous les yeux de sa fille. Moi qui suis si proche de mes parents, je n'ose imaginer la souffrance qu'elle a dû endurer à ce moment-là et le traumatisme qui en découle. Elle m'a toujours dit que ce qui l'avait sauvée, c'était nous, mes frères et moi. Je n'étais encore qu'un nourrisson lorsque c'est arrivé et j'étais totalement dépendante d'elle. Peut-être est-ce cela qui nous a liées à jamais, plus qu'aucun autre duo mère-fille.

Près de dix années me séparent de mon frère aîné, huit avec le second. Étant la seule fille de la famille, autant dire que j'ai eu la chance d'avoir une jeunesse plus qu'heureuse et choyée. Ma famille a toujours tout fait pour moi. J'ai beaucoup de respect pour mes grands frères. Ils ont toujours été bienveillants envers moi. Je me souviens des bons moments de notre enfance, je me sentais protégée, intouchable grâce à eux. Mais avec notre différence d'âge, je les ai vus partir de la maison bien trop vite.

Entre mon frère aîné et moi, il y a toujours eu beaucoup de pudeur. Nous nous aimons très fort, nous le savons bien tous les deux, mais la communication entre nous n'est pas toujours des plus évidentes. C'est un homme d'une profonde gentillesse, attachant. Même si nous n'avons pas toujours eu les mêmes idées, je suis très fière de lui. Aujourd'hui, il est père de quatre magnifiques enfants. Il est mon grand frère et je l'aime.

Avec mon second frère, qui a la lourde tâche d'être l'enfant du « milieu » dans notre fratrie, les relations ont toujours été fusionnelles. Malgré les huit années qui nous séparent, nous avons beaucoup de points communs. Nous avons besoin l'un de l'autre dans nos vies. Comme dans toute relation fusionnelle, nos disputes sont aussi intenses que nos bons moments. Nous sommes très exigeants l'un envers l'autre, mais il est toujours très présent pour moi. Lui non plus n'a pas eu une vie des plus faciles jusqu'à présent. Tout ce qu'il a aujourd'hui, il a dû se battre pour l'avoir, et son attitude force le respect. Nous sommes très proches, nous l'avons toujours été et j'espère toujours garder cette relation fraternelle. Je l'aime inconditionnellement. Lui aussi est un homme très attentionné, passionné et généreux. Mes frères ressemblent beaucoup à notre père sur ces points.

Septembre 1998, j'entame ma seconde année d'études professionnelles de secrétariat. Ma vie amoureuse n'est pas très intéressante et je n'ai pas revu Jean-Marie depuis plus de deux ans.

Lui, de son côté, après deux années difficiles et beaucoup de remises en question, est bien décidé à se reprendre en main en intégrant un nouveau lycée. Il sait depuis peu, et par un ami qui m'a aperçue, que j'étudie moi aussi à Versailles. Le jour où il apprendra qu'il est accepté, il l'annoncera à sa mère en lui disant qu'il va pouvoir sans doute me revoir. Sa maman était alors, quant à elle, beaucoup moins sûre de ses intentions de réussite scolaire.

Un après-midi d'octobre, je fais la connaissance d'Aurélie. Nous sommes en cours de sport et entre deux passages d'athlétisme, je discute avec elle. Elle m'apprend qu'elle était dans un autre lycée l'année précédente. Je lui demande d'où elle vient. Elle me répond : « Dans un petit village que tu ne connais sûrement pas. » J'insiste pour savoir. Et, si, je le connais, c'est là que vit Jean-Marie ! J'essaie de savoir si elle l'a déjà rencontré. Elle m'apprend qu'elle le connaît très bien, et ce depuis l'école maternelle. Heureux hasard.

S'ensuivent de longues conversations téléphoniques et de timides retrouvailles avec lui. Puis nous ne nous quittons plus, passant chaque moment de libre ensemble. C'est rapidement fusionnel et passionnel entre nous. Nous avons déjà des projets d'avenir, de mariage et d'enfants. Nos parents, usés par les factures salées de téléphone et les allers-retours entre nos domiciles respectifs, cèdent avec tendresse à la requête de leurs enfants de vivre la semaine chez l'un et le week-end chez l'autre. Nous vivons ainsi jusqu'en septembre 2001, où nous emménageons pour la première fois dans notre chez-nous. Il s'agit d'une minuscule chambre de bonne, au sixième étage sans ascenseur d'un vieil appartement parisien. Les toilettes sont sur le palier, nous vivons dans 10 m² avec une douche, il fait terriblement chaud en été, car nous sommes sous les toits, les murs sont fins comme du papier à cigarette et nous passons nos dimanches soir à chercher une place de parking dans tout le quartier, mais nous sommes les plus heureux !

J'aime Jean-Marie comme je n'ai jamais aimé aucun autre homme. Nous sommes deux âmes sœurs, inséparables et indestructibles. Il est sincère, prévenant, respectueux et courageux. Je suis très fière de l'homme qu'il est devenu. Il m'étonne et m'épate chaque jour, même si je ne lui avoue pas souvent. Entre lui et moi, c'est une évidence, comme si notre destin commun était écrit depuis toujours.

3.
Les jeunes mariés

Comme beaucoup de jeunes époux qui veulent faire les choses dans l'ordre, après notre mariage, nous nous lançons dans « l'aventure » bébé. Mais nous voulons faire les choses correctement. Quelques mois auparavant, après m'être pas mal documentée sur la question, (notamment via des forums sur Internet), j'ai appris qu'il était fortement conseillé d'arrêter sa contraception quelques mois avant le début d'une grossesse. En effet, il semblerait que le fait d'être enceinte juste après l'arrêt de la pilule augmenterait le risque de fausse couche. Ce conseil me fera plutôt sourire par la suite. J'avais également lu qu'il était important de prendre de l'acide folique en prévention, afin de minimiser les risques de certaines malformations du tube neural, qui forme le système nerveux primitif du fœtus.

Je ne fume pas et ne suis pas très portée sur la boisson ; j'ai arrêté ma pilule trois mois plus tôt et je suis sous acide folique depuis la même date. Je pense réellement mettre toutes les chances de mon côté. Je suis insouciante et c'est très bien ainsi. Nous avons la chance que je sois enceinte à mon premier cycle d'essai. Fin septembre, à quelques jours de la date prévue de mes règles, j'ai de violentes douleurs dans le bas-ventre. J'ai aussi une toute petite perte de sang. J'apprendrai par la suite que cela peut arriver après l'ovulation, lors de la nidation de l'œuf. Inquiète, j'appelle mon gynécologue qui me conseille de faire une échographie et une prise de sang, pour voir s'il n'y a rien d'anormal.

27 septembre 2005, soit pile un mois après notre mariage, je me rends dans le service d'échographie de la clinique dans laquelle exerce mon gynécologue, afin de vérifier que je ne fais pas de grossesse extra-utérine. Le médecin ne constate rien d'anormal et me conseille lui aussi de faire un contrôle sanguin. Au moment du déjeuner, je vais au laboratoire d'analyses médicales le plus proche de mon travail. Je suis un peu soucieuse, mais les douleurs se sont calmées et je n'ai pas eu de nouvelle alerte. Cet

après-midi-là, un pot est organisé au bureau pour fêter mon mariage et celui d'une collègue. J'évite alors de boire du champagne. On ne sait jamais... À cette époque, je travaille à la rédaction du magazine *Version Femina*, où j'assiste les journalistes. J'aime beaucoup mon travail ainsi que mes collègues. L'univers du journalisme m'a toujours beaucoup attirée. Celui du médical aussi, j'y reviendrai par la suite. Certaines de mes collègues, celles dont j'étais le plus proche, étaient présentes à notre mariage.

18 h, je quitte mon poste et je me rends, impatiente, au laboratoire pour récupérer mes analyses de sang. Arrivée là-bas, la secrétaire me donne mes résultats sans lever la tête de son écran. J'ouvre l'enveloppe en tremblant. Je regarde ce qui est indiqué, mais je ne comprends rien. Je vois un taux, mais je ne sais pas ce que cela signifie. Je questionne alors la secrétaire qui me répond froidement : « Vous êtes enceinte. » Je pleure de joie. Je dois normalement rejoindre mon homme dans Paris, j'ai une envie folle de l'appeler pour lui annoncer, mais je préfère attendre et lui dire de vive voix. En revanche, je ne peux pas m'empêcher d'appeler mes parents. J'ai du mal à leur dire, car je ne peux m'arrêter de pleurer. Je suis vraiment très heureuse. Notre souhait le plus cher se réalise : nous allons avoir un bébé, je

vais enfin devenir maman ! Durant tout le trajet en métro qui me sépare de Jean-Marie, un sourire ne quitte plus mes lèvres. Je ne réalise pas que je porte déjà la vie. Voilà quelques minutes seulement que je sais que je suis enceinte, mais j'ai déjà l'impression d'aimer mon bébé. C'est un sentiment incroyable et très troublant. Comment peut-on aimer si vite un être qu'on ne connaît pas encore ? Je pense que la simple évocation d'une grossesse entraîne chez les femmes qui souhaitent un enfant un amour irrépressible pour lui.

Je retrouve enfin mon homme. Ces minutes m'ont semblé être une éternité. Je me dirige vers lui très émue, je le prends dans mes bras et je lui murmure à l'oreille : « Félicitations, tu vas être papa. » Il ne comprend pas trop ce qui lui arrive, ne réalise pas vraiment, me regarde en souriant. Nous sommes heureux.

4.
L'heureux événement

Quelques jours plus tard, je suis de repos et ma maman passe la journée avec moi. J'ai transmis un peu plus tôt les résultats de la prise de sang à mon gynécologue. En bonne impatiente que je suis, je viens de m'acheter à la pharmacie une crème anti-vergetures pour femmes enceintes. Cela aussi me fera sourire par la suite.

Mon médecin, qui vient de recevoir le fax, m'appelle et me conseille de refaire une seconde prise de sang, car il trouve que le taux de Bêta HCG – hormone révélant une grossesse – est un peu bas ; cela signifie peut-être que je suis en train de faire une fausse couche. Je suis très inquiète. Ma maman essaye tant bien que mal de me remonter le moral. Je viens à peine d'apprendre que je suis enceinte, que me voilà déjà à penser à la perte de mon bébé. C'est très dur. Je vais donc faire une seconde prise de sang, en espérant que le taux ait au moins doublé depuis la première, car j'ai lu, encore sur la toile, que le taux double toutes les 48 heures en cas de grossesse évolutive. Et ouf! Le résultat est positif, le taux a bien augmenté, c'est bon signe. Je suis soulagée, je vais enfin pouvoir profiter de mon nouveau statut de future maman.

Début octobre 2005, je me rends à mon premier rendez-vous mensuel avec mon gynécologue. Il m'ausculte, tout va bien. Il me propose de faire une petite échographie pour voir si l'œuf est bien logé. Il a du mal à le trouver mais aperçoit quand même une toute petite masse. Je suis ravie! Il estime l'âge du fœtus et m'indique que mon accouchement est prévu pour la mi-juin 2006. Nous nous sommes fiancés un 9 juin, alors j'espère secrètement que notre bébé naisse à cette date. Ce serait un joli clin d'œil. Nous devons partir dans quelques jours pour notre voyage de noces à l'Île Maurice. Je lui demande alors si cela ne risque rien pour le bébé. Il nous dit de partir tranquilles.

Île Maurice, dix jours de rêve où notre activité favorite est le farniente. Nous profitons des paysages de carte postale, de l'accueil des Mauriciens et des plaisirs de la cuisine locale. Enfin, Jean-Marie en profite plus que moi, car depuis quelques jours, les nausées ont débarqué et l'ananas est la seule nourriture que je mange avec envie et en très grande quantité. Mon ventre commence à s'arrondir légèrement, en tout cas, c'est ce que je ressens. J'ai hâte de le voir grossir, de mettre des vêtements de femme enceinte, de sentir les coups de mon bébé. Je suis sur un petit nuage. Mais je m'inquiète malgré tout de la moindre douleur, la moindre petite chose anormale. Je me pose beaucoup de questions, je n'arrive pas à profiter pleinement de mon état, sans doute parce que tout cela est nouveau pour moi. J'évite toute activité qui pourrait être nocive pour le bébé. Jean-Marie part donc seul en mer pour faire de la plongée sous-marine. J'ai souvent envie de dormir. Alors, malgré les paysages paradisiaques, cela ne me dérange pas de rester une heure ou deux l'après-midi à me reposer dans ma chambre d'hôtel. Je garde des souvenirs mitigés de ce voyage.

Fin novembre, première échographie officielle, celle des douze semaines d'aménorrhée. Nous sommes plus préoccupés par le fait de savoir si c'est un garçon ou une fille, que par le fait de savoir si tout va bien. Nous sommes insouciants. Heureusement, tout va très bien. C'est aussi la première fois que j'entends son cœur battre… Quel instant magique et émouvant. J'en ai les larmes aux yeux. Jean-Marie n'est pas encore arrivé, il est pris dans les embouteillages. J'aurais préféré entendre ce son pour la première fois avec lui. Lorsqu'il arrive enfin, le médecin nous fait alors réentendre son petit cœur. Mon homme est ému, et moi d'autant plus. En général, il lui en faut beaucoup pour l'émouvoir. En insistant, le médecin est d'accord pour nous révéler le sexe de notre bébé. Après plusieurs pirouettes, elle nous annonce que c'est un petit garçon. Jean-Marie est plus qu'heureux, c'est ce qu'il souhaitait. Moi, je suis légèrement déçue. Je pense maintenant que ce souhait d'avoir une fille était davantage pour satisfaire mes parents, qui rêvaient d'avoir une petite-fille. Je ne peux pas leur offrir ce plaisir. Alors, en sortant du cabinet où ma mère nous attend, je m'excuse car c'est un garçon. Elle s'en fiche totalement, elle est rassurée de savoir que tout va bien et semble très ravie d'attendre un nouveau petit-fils. Là encore, avec le recul, je regrette ma réaction. Souvent, les couples ont des envies secrètes sur le sexe de leur bébé, mais ce souhait est tabou. Heureusement, cette déception s'estompe très rapidement et je réalise qu'il va bien et que c'est bien ça le plus important.

Nous pouvons maintenant orienter nos recherches de prénom. Au départ, nous ne sommes absolument pas d'accord. Moi, je suis plutôt classique et lui, plus moderne. Ça n'est pas facile. Mais malgré tout, notre choix s'arrête assez rapidement sur le même prénom : Théo. « Voilà comment nous allons t'appeler mon bébé, Théo… ». Je lis plus tard que la signification de ce prénom est « Don de Dieu ». On ne pouvait pas trouver plus juste.

Nous passons des fêtes de fin d'année très agréables, en pensant que ce sont les dernières à deux, que l'année suivante notre petit garçon fêtera son premier Noël. Nous avons hâte de passer à l'année suivante, qui nous rapproche de plus en plus de sa rencontre.

5.
2006, année du bonheur ?

Début février, nous voilà enfin à la seconde échographie, celle des vingt-deux semaines d'aménorrhée. On nous informe que c'est la plus importante des trois : elle a pour but de suivre correctement l'évolution du fœtus. Tous les organes sont visibles à ce stade, et l'on peut d'ores et déjà estimer le poids actuel du bébé.

Nous avons rendez-vous avec le même médecin que la première fois, mais dans un centre d'échographie flambant neuf, avec écran géant sur le mur pour que les parents puissent profiter pleinement de l'examen de leur bébé. C'est très émouvant. Nous revoyons donc notre Théo qui nous fait de belles galipettes, une fois de plus. On s'amuse à penser que ce sera un petit coquin. Nous pouvons découvrir son visage en 3D, il est magnifique. Mais nous ne sommes sans doute pas très objectifs. Nous trouvons une ressemblance au niveau de son petit nez avec son tonton ! Nous sommes épatés par la qualité de l'échographie. Il me semble que je rêve éveillée. J'ai tellement hâte de lui donner naissance et de le prendre dans mes bras, de pouvoir enfin l'embrasser.

Février est également le mois de mon anniversaire. Cette année, je fête mes 25 printemps, c'est important pour moi. J'ai le bonheur d'être enceinte et c'est bien ça mon plus beau cadeau. Je désire être mère depuis longtemps, j'ai toujours voulu avoir des enfants et une famille nombreuse. Là aussi, je me dis que c'est la dernière fois que je fête mon anniversaire sans mon bébé, et que l'année suivante, je serai maman.

À cette période, je commence à réfléchir à une méthode de préparation à la naissance. J'entends alors parler d'une méthode qui permet d'impliquer le papa, l'haptonomie. Il s'agit d'une pratique qui consiste à entrer en relation avec le bébé, grâce au toucher, à certains mouvements à faire avec la main. La maman comme le papa peuvent alors apprendre ces gestes et les reproduire, pour communiquer avec le bébé et faire sa connaissance d'une manière particulière, durant sa vie in utero. J'en parle immédiatement à Jean-Marie. Il est d'accord pour essayer. Nous nous rendons alors chez une sage-femme libérale qui pratique cette technique. Elle nous questionne, touche mon ventre et nous montre quelques gestes. L'ambiance est détendue, apaisante. Pourtant, la sage-femme ne semble pas tout à fait à l'aise. Ou bien est-ce mon imagination ? Je perçois que son attitude n'est pas naturelle. Elle nous pose beaucoup de questions sur Théo, sur les examens et échographies que j'ai eus jusqu'à présent. Il ne semble pas très réceptif aux séances, mais selon elle, cela va venir. Nous en sommes à trois séances. Avec le recul, je pense qu'elle a dû se poser des questions quant à la réactivité de notre bébé, sans oser nous en parler.

Début mars, je suis très fatiguée par les trajets en voiture que je dois faire pour me rendre à mon travail, qui se trouve à une cinquantaine de kilomètres de la maison. Le soir, j'ai souvent des contractions, qui n'agissent heureusement pas sur le col, mais qui obligent mon gynécologue à m'arrêter par précaution. Désormais, je dois donc m'occuper de moi et veiller à me reposer un maximum pour mon bébé. Ce n'est pas pour déplaire à mon homme qui préfère me savoir à la maison. C'est plus prudent.

Nous avons commencé à acheter quelques vêtements pour Théo. Il a aussi déjà pas mal de peluches offertes par ma mère, mon frère et nos amis. Il n'est pas encore né qu'il est déjà gâté, cet enfant ! En revanche, pour ce qui est de sa chambre, nous ne nous en sommes pas du tout occupés pour le moment. Il dormira près de nous au début, puis nous le mettrons dans la chambre mitoyenne à la nôtre. Nous devons acheter les meubles, mais nos finances du moment ne nous le permettent pas. Nous essayons d'éponger les dettes du mariage. Nous attendons donc encore un peu.

Le 24 mars 2006 restera à jamais une date doublement importante pour notre famille. J'ai rendez-vous avec mon gynéco pour la consultation du septième mois de grossesse. Je me prépare tranquillement, j'essaie de me faire belle, car je me dis que ce n'est pas parce que je suis enceinte que je ne dois pas rester féminine. C'est une belle journée, il fait un temps magnifique, je suis contente, car je vais revoir Théo grâce à l'échographie que mon gynécologue me fait tous les mois. J'arrive à mon rendez-vous pile à l'heure. En revanche, le Dr P. est en retard, sa secrétaire me prévient. Il a dû se rendre à un accouchement ce matin, ce qui a décalé tous ses rendez-vous. Je m'en fiche, rien ne pourrait me contrarier aujourd'hui. Le soleil me rend positive et, ce soir, c'est le week-end, mon homme sera avec moi. La seule chose qui m'embête est que pour la première fois depuis le début de ma grossesse, je me rends seule à une consultation. Habituellement, Jean-Marie ou ma maman viennent avec moi, ils sont toujours présents, mais pas cette fois-ci. Je suis seule. Dans la salle d'attente, une femme bien plus enceinte que moi caresse son ventre. Je suis curieuse et je regarde son ventre, j'arrive à voir à travers son t-shirt les coups de son bébé. Je m'étonne, car ce n'est pas encore le cas pour moi, mais ça viendra. Après tout, elle est vraiment très enceinte. Durant mon attente, je reçois un SMS de ma meilleure amie, Audrey, qui me nargue car, après un régime, elle rentre dans ses anciens jeans, alors que pour moi, ce matin, la balance affiche six kilos de plus. Mais c'est pour la bonne cause ! Comme je l'ai dit, rien ne peut me contrarier en ce vendredi.

6.
Le cauchemar commence

12 h. Mon gynéco me reçoit enfin, avec un grand sourire comme toujours. Je l'apprécie beaucoup, mon « gygy », je lui fais entière confiance. Il prend toujours le temps de me rassurer et de répondre à mes questions. Moi qui suis de nature assez inquiète, j'ai toujours un tas de questions à lui poser, savoir si tout ce que je vis et ce que je ressens est normal. Il me demande comment je vais. « Bien mieux depuis mon arrêt. » Mon utérus se contracte moins. En revanche, mon poids a décollé en un mois. Il faut que je fasse attention. Il me dit en plaisantant que Pâques arrive bientôt et qu'il ne faut pas que j'abuse des chocolats.

Je m'installe sur la table d'auscultation, il m'examine, tout va bien. Mon col est bien fermé, la hauteur utérine est correcte, ma tension est bonne. Il souhaite écouter le cœur de Théo, il prend son appareil, une sorte de stéthoscope qu'il pose sur mon ventre. Il ne l'entend pas bien, mais me dit que c'est sûrement car il bouge beaucoup ou qu'il est mal placé. Il m'applique ensuite sur le ventre le gel d'échographie. C'est froid. Je regarde l'écran, il est là, je le vois bouger, j'ai le sourire aux lèvres. Mais le Dr P. a rapidement le visage qui change. Il a l'air soucieux, mais je ne m'en inquiète pas plus que ça. Il me demande si lors de l'échographie des vingt-deux semaines, tout était bon. Je lui réponds que oui, aucun problème, il allait très bien. Il éteint alors son moniteur. Il se tourne vers moi, l'air inquiet, me prend la main et me dit : « Je suis désolé, Madame, mais votre bébé est malade. » Moi, qui ne comprends rien à ce qui m'arrive, je me demande ce qu'il peut bien me raconter. Je me souviens parfaitement de cet instant et du fait que je continuais de sourire, ne réalisant pas ce qu'il était en train de me dire. Il m'explique que Théo a de l'ascite fœtale, c'est-à-dire du liquide dans l'abdomen, en quantité importante et inquiétante. Il faut faire des examens plus poussés pour voir d'où vient cette ascite. Il me prévient que c'est assez grave, mais qu'il a déjà eu des patientes dont les bébés ont eu ce même souci, et qu'ils sont nés sans problèmes.

Le monde s'écroule littéralement sous mes pieds. Je suis en plein cauchemar, je ne sais plus où je suis, je suis perdue, je ne sais même pas ce que je dois faire. Le Dr P. me parle, mais je n'entends rien, j'ai des bourdonnements dans les oreilles, j'ai la tête qui tourne, je ne sais plus où je suis. L'expression du sol qui se dérobe sous nos pieds prend tout son sens, réellement… Et puis, comme un fait exprès, je suis seule pour ce rendez-vous. Jean-Marie n'a pas pu se libérer et ma mère non plus. Le Dr P. m'indique qu'il faut que je fasse des examens au centre d'échographie le plus proche, dans lequel j'ai déjà fait mon échographie du deuxième trimestre. Mes beaux-parents, qui sont à l'aéroport pour se rendre en Turquie durant une quinzaine de jours, m'appellent juste à ce moment-là, avant d'embarquer, pour savoir si tout va bien. Je décroche, mais je n'arrive pas à leur parler, ma belle-mère ne comprend pas ce que je lui dis. Je lui passe mon gynéco, qu'elle connaît bien. Elle est infirmière, donc elle comprendra sans doute mieux que moi ce qui se passe. Je reprends le téléphone, ils doivent embarquer. Elle me dit de rester positive, qu'ils pensent à nous et qu'ils essaieront de nous appeler dès qu'ils seront arrivés. Le Dr P.

me laisse repartir, il me rappellera dans l'après-midi pour voir ce qu'il en est. Il me dit qu'il va appeler tout de suite le cabinet d'échographie afin qu'un médecin me prenne en urgence cet après-midi.

Il est 12 h 30, je remonte dans ma voiture. Et là, je m'effondre.

Je prends mon téléphone pour appeler tout de suite Jean-Marie. Je n'arrive pas à parler. Je lui dis : « Il est malade. » Mais je pleure, alors il ne comprend pas, il me demande de me calmer et de lui raconter ce qui se passe. J'essaie de lui expliquer que Théo est gravement malade, que je dois faire des examens en urgence, qu'il a de l'ascite dans l'abdomen et que ce n'est pas normal. Je ne sais même pas ce que cela signifie, je ne comprends rien, je suis en plein cauchemar, je vais me réveiller, ce n'est pas possible !

Jean-Marie, qui est en voiture pour se rendre chez un client, fait aussitôt demi-tour et me jure qu'il arrive aussi vite qu'il peut. Il me racontera par la suite qu'il avait lui aussi l'impression d'être en plein cauchemar et qu'il ne se souviendra même plus du chemin qu'il a pris.

Durant son trajet, il appelle son collègue le plus proche, dont la femme est sage-femme, pour le prévenir de son absence au bureau cet après-midi et pour lui demander de questionner sa femme sur cette « ascite ». Entre-temps, j'appelle ma maman qui est à son travail. À ma voix, elle saisit tout de suite que quelque chose ne va pas. Elle a très peur, mais essaie de me rassurer. Elle me dit qu'elle va appeler mon frère pour qu'il vienne la chercher et qu'ils me rejoignent tous les deux aussi vite que possible.

En les attendant, je suis seule dans ma voiture, je n'arrête pas de pleurer… Qu'est-ce qui se passe ? Il est totalement impossible que Théo ne vive pas, on va trouver une solution, forcément ! Ça ne peut pas nous arriver à nous ! Et puis, mon gynécologue s'est peut-être trompé après tout, mon bébé n'est sans doute pas malade, c'est impossible. Jean-Marie me rappelle pour me dire qu'il a eu la femme de son collègue qui lui a confirmé que l'ascite est assez grave, mais pas morbide en soit. Qu'il faut garder espoir et attendre les résultats de l'échographie.

Ma maman et mon frère arrivent, suivis de Jean-Marie. Je suis rassurée de les savoir auprès de moi. Nous nous rendons tous les quatre au cabinet d'échographie, situé dans la ville voisine. Il est 13 h 30, le cabinet reprend à 14 h. Il nous faut patienter.

Mon gynécologue me rappelle. Il me dit qu'il a prévenu les médecins, qu'ils vont me prendre en urgence. Il me prévient qu'il faudra peut-être envisager de déclencher l'accouchement. Tout à coup, je réalise que je vais peut-être rencontrer bien plus tôt que prévu mon Théo. Cette idée, bien qu'angoissante, me rassure malgré tout. J'ai tellement hâte de le voir et de le soigner. Étrangement, je me dis que c'est bien, que je vais enfin lui donner naissance et pouvoir m'occuper de lui.

14 h. Nous entrons dans le cabinet et nous nous présentons. Je suis toujours en larmes. Toutes ces femmes enceintes, qui attendent dans la salle d'attente et qui sont heureuses avec leur ventre rond, me désolent. Elles me regardent toutes dubitatives. Je me mets à l'écart avec ma famille dans un coin de la salle, le plus loin possible de tout ce bonheur qui me fait mal. Je ne veux croiser aucun de leurs regards ; à cet instant, je suis très en colère.

7.
Inquiétudes

Le médecin me reçoit enfin. Il a eu en ligne mon gynécologue qui lui a expliqué ce qui se passait. Il tente de me calmer en m'expliquant comment l'examen va se dérouler. Je m'installe sur la table et l'échographie commence.

Il reste silencieux durant de nombreuses minutes. Il me dit qu'il regarde attentivement et qu'il m'expliquera tout après. Au bout d'un moment, il appelle un confrère, le Dr B., que je vois pour la première fois, mais qui sera notre interlocuteur principal pour ces prochaines semaines. Ils discutent entre eux, en prononçant tout un tas de termes médicaux dont je ne comprends absolument pas le sens. J'essaie de rester calme, je serre très fort la main de mon homme que je sens aussi angoissé que moi, mais qui tente de garder son sang-froid. Je l'admire.

À un moment, un mot ressort de cette cacophonie de paroles : « œdème facial ». Apparemment, ce n'est en soit pas ce qu'il y a de plus grave pour mon bébé, mais c'est ce qui me fait le plus peur. Je recommence alors à fondre en larmes, je ne peux plus m'arrêter. Le Dr B. me prend la main à ce moment-là. Il me demande de me calmer. Pour le moment, ils essaient de comprendre au mieux ce qui se passe et nous en parlerons ensuite ensemble.

Une fois l'examen échographique terminé, ils éteignent l'écran, me demandent de me rhabiller et commencent à nous expliquer. Le Dr B. me dit que Théo a, en effet, une poche de liquide très importante au niveau de l'abdomen, mais aussi un œdème au visage et tout un tas de petits problèmes inhabituels qui n'ont pas de rapports entre eux. Il me dit que notre malheur est que cela arrive un vendredi après-midi et que nous allons donc être obligés de passer le week-end dans l'attente et l'angoisse.

Il me donne rendez-vous le lundi suivant, à la première heure, à l'hôpital de Poissy, dans le service des Grossesses à Haut Risque (GHR). Je m'en vais donc, sans réelle réponse sur ce qui arrive à notre bébé.

Ce vendredi soir, mes parents, mon frère Cédric et ma belle-sœur Dina sont à la maison pour nous soutenir et nous changer les idées. J'essaie de faire face, mais je n'y arrive pas. Je vois bien qu'ils font tout pour rester positifs et pour nous aider. Ils préparent à manger, tentent de parler d'autre chose. Je m'isole dans le bureau et je m'effondre une nouvelle fois. Tout le monde m'entend et me rejoint. Ma mère pleure avec moi. Mon père et mon frère sont désolés ; l'inquiétude se lit sur leurs visages.

Le week-end du 25 mars est terriblement triste et angoissant. Notre entourage commence à être au courant de ce qui nous arrive et ne cesse de nous appeler pour nous soutenir. Bien évidemment, tous ces témoignages de soutien sont touchants, mais à cet instant-là, je ne veux pas les entendre. Je n'arrive pas à parler, j'en veux à la terre entière. Je ne comprends pas ce qui m'arrive. Pourquoi moi ? Pourquoi nous ? Qu'ai-je fait de mal pour mériter que mon bébé soit malade ?

Je ne cesse de prier tout au long du week-end. Je suis peu pratiquante, mais la religion a toujours eu une place importante dans mon cœur et dans ma vie. Alors, je m'en remets à Dieu, car je me dis que si je prie, il ne pourra rien arriver de mal, c'est impossible. Dieu ne laisserait jamais un bébé souffrir.

Je prie pour que ce cauchemar cesse, pour que mon Théo guérisse et que tout ça ne soit qu'un mauvais souvenir. Ce n'est pas possible, je vais me réveiller.

J'essaie de me remémorer ce que j'ai pu faire pour que mon bébé tombe malade du jour au lendemain alors que tout allait bien quelques semaines auparavant. Tout un tas d'idées toutes plus folles les unes que les autres me viennent en tête. J'essaie de chercher une cause, un coupable, de trouver une explication à tout cela. J'ai forcément fait quelque chose qui a dû entraîner tout ça. Je donnerais n'importe quoi pour revenir en arrière, lorsque tout allait encore bien et que j'étais pleinement insouciante.

Le lundi 27 mars arrive. Nous avons rendez-vous à 8 h 30. Nous qui avons la fâcheuse habitude d'être en retard, nous sommes les premiers à nous annoncer à l'accueil de l'hôpital. Les minutes s'écoulent, mais personne ne nous reçoit. Les patientes arrivent les unes après les autres dans la salle d'attente. Certains couples, qui sont là depuis bien moins longtemps que nous, sont reçus avant nous. Cette salle aux murs blancs et froids est triste et absolument pas chaleureuse. Sur les murs, quelques affiches de prévention sur la grossesse. Sur les quatre coins de la pièce, des chaises occupées par des couples aux visages inquiets. Un point commun caractérise l'attitude des personnes présentes : toutes ont l'air en attente de réponses. Je réalise alors que nous sommes dans le service de grossesses à risque et de diagnostic anténatal, et nous attendons tous de connaître notre sort et celui de nos bébés.

En fin de matinée, nous sommes enfin reçus par le Dr B. Il s'excuse pour le retard et nous explique qu'il nous prend entre deux rendez-vous, car ils sont surchargés. Maintenant que nous sommes enfin dans le cabinet, cela m'est égal. L'examen commence par une échographie. Tout est revu, contrôlé par les médecins. En plus du Dr B., il y a deux internes et un autre médecin de diagnostic anténatal. Cela dure longtemps, en tout cas c'est mon impression. Ils regardent tout, chaque organe de notre bébé est scruté, détaillé, chaque partie de son corps est examinée. Il a la tête en bas et il est déjà bien engagé dans mon bassin, donc la visibilité de son cerveau n'est pas évidente, mais ils y arrivent. Tout semble normal de ce côté-là. L'ascite est toujours présente, bien sûr. Sa vessie est pleine. À ce stade de la grossesse, l'urine est produite par le fœtus. Le problème semble venir de là… Le médecin aperçoit une obstruction au niveau de son urètre, le canal qui permet l'évacuation des urines. Une valve vient obstruer cet écoulement urinaire. On nous explique que cela n'est pas fréquent, mais présent uniquement chez les garçons. Les médecins pensent que c'est cette obstruction qui crée une sorte de tension et de pression au niveau de l'abdomen de Théo et qui engendre l'ascite. Enfin, on commence à comprendre ce qui ne va pas, et c'est un soulagement pour Jean-Marie et moi, car Théo va sûrement pouvoir être guéri. Puis des prélèvements seront réalisés. Je pense pouvoir m'y préparer psychologiquement, j'imagine devoir revenir le lendemain. Mais non, tout cela va être fait immédiatement. Je ne m'attendais pas à cela, j'ai très peur. Mais je sais que ces investigations sont nécessaires.

Les médecins doivent réaliser une amniocentèse et une ponction d'ascite. Je m'inquiète pour mon bébé. Est-ce que cela va être douloureux pour lui ? Apparemment non.

J'ai toujours entendu que l'amniocentèse pouvait être dangereuse pour le fœtus. On m'explique qu'il y a surtout des risques de fausse couche lors du premier trimestre de la grossesse. Et encore, ils sont minimes. Dans mon cas, cela devrait bien se passer. Il me faudra du repos pour éviter d'avoir des contractions utérines.

Je suis allongée, Jean-Marie est assis derrière ma tête. Il me tient la main. On me demande de ne plus bouger et de ne surtout pas toucher le champ que l'on m'installe sur le ventre, tout est stérile. L'interne badigeonne tout mon ventre d'un liquide froid et orange, la Bétadine. Lorsque tout est prêt, le Dr B. m'anesthésie d'abord le point de ponction. C'est légèrement douloureux, mais supportable. Puis ils introduisent à travers mon ventre une sorte d'aiguille très longue et fine. C'est une sensation très étrange, je ressens une forte pression. Je n'aime pas ça, j'ai peur. Je souffle, j'essaie de me contrôler. Jean-Marie me rassure, me dit que tout va bien, qu'il est là, il me tient la main et m'embrasse. Je ne pourrais pas faire ça sans lui à mes côtés. Je suis rassurée. Le médecin m'explique qu'ils prélèvent d'abord du liquide amniotique, qu'ils enverront en analyse, notamment pour déceler une éventuelle anomalie chromosomique. Ils passent ensuite au prélèvement de l'ascite. Étrangement, j'ai un peu plus mal ; pourtant, l'aiguille n'a pas bougé et c'est dans l'abdomen de mon bébé qu'ils s'introduisent. Je pense à lui, que ressent-il à ce moment-là ? Est-ce qu'il a mal ? Est-ce qu'il a peur ? J'essaie de me calmer, de lui transmettre du réconfort. Je ne pense qu'à lui. Ils prélèvent également un peu de ses urines. Au total, trente millilitres de liquide amniotique, quarante millilitres d'urines et cent-vingt millilitres d'ascite seront prélevés. Tout ça est aussitôt envoyé pour être analysé. C'est terminé. Je peux me rhabiller. On nous demande de revenir dans trois jours pour avoir les premiers résultats. D'ici là, on peut rentrer chez nous. Mais je dois avoir deux injections de Célestène, un corticoïde qui permet aux poumons du fœtus de se maturer, si toutefois l'accouchement venait à se déclencher. Je suis installée dans une chambre du service, une infirmière vient me faire cette première injection, dans la fesse. La deuxième doit être faite le lendemain, par une infirmière à domicile. Je dois maintenant me reposer, rester calme et nous devons patienter.

Jeudi 30 mars, nous nous rendons de nouveau à Poissy, en GHR. Nous prions pour que les résultats soient encourageants. Un médecin autre que le Dr B. nous reçoit pour nous en faire part. Nous ne pouvons pas connaître les résultats de toutes les analyses, car certaines mettent jusqu'à trois semaines pour être interprétées. Mais les premiers résultats de l'amniocentèse sont rassurants. Aucune anomalie chromosomique, tout est normal. Le Dr B. va de nouveau procéder à une échographie. Il nous confirme l'obstruction due à cette valve de l'urètre. Si nous sommes d'accord, une intervention est possible. Les médecins nous informent qu'ils réaliseront une intervention in utero. Ils vont poser un drain au niveau de l'urètre de notre bébé, pour lui permettre d'évacuer ses urines. En fonction de l'intervention, l'accouchement sera peut-être déclenché par la suite. On nous prévient que Théo sera sans doute transféré et opéré dès la naissance. Bien sûr, nous sommes d'accord pour tenter l'intervention. Rendez-vous est donc pris pour le lundi suivant.

Les jours suivants, Jean-Marie retourne un peu travailler. Mais il rentre tôt, il n'a pas la tête à ça. Il veut rester près de moi. Nous avons besoin l'un de l'autre. Dès que nous sommes ensemble, nous restons collés, au calme, à discuter, à prier, à pleurer, à espérer. Nous informons nos proches de la suite des événements. Tous essaient de nous rassurer et croient en cette intervention. Ma maman qui travaille encore m'annonce que si toutefois Théo a besoin de soins après sa naissance, elle s'arrêtera de travailler pour s'occuper de lui, de moi, de nous. Je suis profondément touchée.

8.
Espoirs et désespoir

Jeudi 3 avril. Nous y sommes. Le jour de l'intervention est arrivé. Nous nous rendons de nouveau à Poissy. Pendant le trajet en voiture, je reçois plusieurs messages d'amis et de collègues, qui pensent à nous et souhaitent que tout se passe bien. Je dois les tenir informés. Ma mère a souhaité nous accompagner. Nous nous installons en salle d'attente et patientons de nouveau. Cette attente est terriblement angoissante. Mais heureusement, elle ne dure pas longtemps. On rentre dans le même cabinet que pour l'amniocentèse. Il y a encore plus de personnel médical qu'auparavant. Le chef de service est même là, c'est lui qui va pratiquer l'intervention in utero.

Je m'installe sur la table d'examen, Jean-Marie toujours à mes côtés. Avant de tout préparer, une dernière échographie de contrôle est réalisée par le Dr B. qui vérifie tout, la position de Théo, son ascite, etc. Ma mère est là. Elle me fait signe discrètement en me demandant si, au niveau du cerveau du bébé, tout est normal. Elle sait que la fois précédente, cela avait été difficile de le vérifier. Alors, je pose la question au Dr B. Il vérifie, il m'appuie très fort sur le ventre, car la tête de Théo est très difficile d'accès. Cela dure longtemps. Je serre la main de Jean-Marie. Le médecin me fait vraiment mal, mais c'est pour la bonne cause. Puis je sens les regards inquiets se poser sur moi et sur le moniteur d'échographie. Certains médecins commencent à partir. Je ne comprends pas. Le Dr B. éteint le moniteur, repose la sonde d'échographie. Il se tourne vers nous, me prend la main et me dit qu'il est désolé, car notre bébé a du sang dans le cerveau. Je m'effondre en pleurs. Ma mère aussi. Il m'explique que, pour le moment, ils ne vont rien faire, que je vais devoir passer une IRM pour mesurer l'étendue de l'hémorragie. Je n'en peux plus, je veux que tout cela cesse, que ce cauchemar se termine, d'une manière ou d'une autre. Je suis en colère et très triste. Le Dr B. passe des coups de téléphone pour m'avoir un rendez-vous au plus vite. Malheureusement, les plannings sont pleins, je vais devoir patienter pour passer entre deux rendez-vous. Je me rhabille et on nous installe dans une chambre du service le temps de patienter. Nous sommes tous les trois, avec Jean-Marie et ma maman, très inquiets. Mais que se passe-t-il encore ? Est-ce si grave que cela ? La chambre où je suis est double. Ma voisine est enceinte également. Elle nous regarde, perplexe. Le dialogue s'établit. Elle nous explique qu'elle est là car elle risque d'accoucher prématurément. Moi, je lui dis que notre bébé est gravement malade. À cet instant, je préférerais être dans sa situation. Avoir un enfant prématuré, plutôt que de ne pas avoir de bébé du tout.

Finalement, ils ont dû avoir pitié de nous : peu de temps après, une place est libérée pour que je passe l'IRM. Nous nous y rendons tous les trois. Je rentre dans un box pour me déshabiller. Je refuse de rester seule, alors je demande à ce que mon mari m'accompagne. Les médecins acceptent. Jean-Marie est assis près de moi. Je m'installe sur la table d'IRM. Je ne sais pas comment cela se passe, j'ai un peu peur. La machine est impressionnante et son bruit l'est encore plus. Je passe dans une espèce d'immense tuyau. Je ne bouge pas. À certains moments, on me demande d'arrêter de respirer quelques secondes, mais je ne tiens pas longtemps. Alors, on recommence plusieurs fois. J'ai envie de pleurer. Je pense à mon bébé. Lorsque c'est fini, je retourne vers le vestiaire. Pour m'y rendre, je passe devant la cabine d'examens et je jette un œil furtif aux médecins qui sont installés et qui regardent les clichés sur l'ordinateur. Je n'arrive pas à entendre ce qui se dit. Je me rhabille et nous patientons. Le Dr B. revient vers nous avec un autre médecin. Ils m'expliquent, l'air désolé, que notre bébé a le cerveau noyé de sang. Il aura sans doute de lourdes séquelles de cette hémorragie. Ils ne comprennent pas ce qui a pu se passer, si cela a un lien ou non avec l'ascite et la valve de l'urètre. On nous demande de retourner dans une chambre du service de GHR ; ils vont revenir vers nous pour discuter de tout cela. Jean-Marie et moi-même sommes désespérés, sidérés. Nous retrouvons ma mère. À mon regard, elle comprend qu'il n'y a plus d'espoir. Nous retournons dans une chambre, seuls cette fois. Mon père arrive à ce moment-là. C'est le début d'après-midi. Ma mère l'a prévenu et il est venu nous rejoindre pour nous soutenir.

Je me souviens de ce moment. C'était une journée très ensoleillée, qui contrastait totalement avec notre état émotionnel. Nous sommes calmes tous les quatre. Mes parents sont doux, prévenants et très respectueux. Pour la première fois, nous évoquons ensemble le fait qu'il faille peut-être mettre un terme à cette grossesse. Ils nous expliquent que quelle que soit la décision que nous prendrons, ils seront là et nous aideront.

Le Dr B. revient auprès de nous, il est accompagné du chef de service de réanimation néonatale. Il a l'air triste. Il nous réexplique, à tous les quatre, que notre bébé est gravement malade ; son cerveau est très abîmé, il a eu une hémorragie cérébrale qui semble toucher de façon plus importante la partie gauche de son cerveau. Or, cet hémisphère du cerveau est celui qui contrôle le plus de fonctions vitales. Cela signifie que notre bébé sera sans doute très lourdement handicapé. L'un comme l'autre, ils ne peuvent nous dire précisément de quelle manière ces lésions handicaperont sa vie. Mais une chose est sûre, son cerveau est gravement lésé. Au minimum, il sera sans doute aveugle, ou muet, ou sourd, ou tout ça à la fois. À moins qu'il soit dans un état totalement végétatif. Vu l'étendue des dégâts et la nécrose importante du cerveau de notre bébé, le chef de réanimation néonatale nous explique qu'il ne survivra sans doute pas à l'accouchement, qu'il risque de décéder pendant le travail, voire même durant les dernières semaines de grossesse. Mais je ne comprends pas comment il est possible qu'il me donne encore des coups si vifs malgré son handicap ? Je réaliserai par la suite que Théo, finalement, ne bougeait pas beaucoup. Le Dr B. nous explique qu'il s'agit sans doute de mouvements involontaires, archaïques. Mais pourquoi nous ? Que s'est-il passé ? Bien sûr, personne ne peut répondre à ces questions.

Après nous avoir expliqué tout cela, le Dr B. nous propose deux solutions. La première est de poursuivre la grossesse malgré tout et de suivre son évolution. Il sera pris en charge à la naissance, mais son pronostic vital sera engagé. Ils feront leur possible pour le sauver, mais encore une fois, ils ne peuvent nous dire pour le moment l'étendue de son handicap s'il arrivait à survivre à l'accouchement. La seconde, le Dr B. l'évoque les larmes aux yeux. Et le voir ainsi me bouleverse. Cet homme, médecin, spécialiste, et qui côtoie malheureusement bon nombre de couples dans notre situation, est ému de ce qui nous arrive. C'est réellement touchant et bouleversant. Il est dans l'empathie et semble réellement triste pour nous. Après tout, il nous suit depuis plusieurs jours et a tout fait pour sauver notre bébé. Il nous explique que nous pouvons décider d'interrompre la grossesse, sachant que la pathologie dont souffre notre bébé est d'une particulière gravité et incurable.

Je leur demande ce qui est le mieux. Ils me répondent qu'ils ne peuvent prendre de décision à notre place, que c'est à nous de le faire, mais qu'il n'y a pas de mauvaise décision et que nous serons accompagnés quoi que nous décidions. Puis ils nous laissent pour réfléchir, nous disent que nous avons tout notre temps, qu'ils seront là si besoin. Mes parents nous disent qu'eux aussi doivent nous laisser, car c'est une décision de couple. Ils ne veulent pas nous influencer. Ma maman tente de retenir ses larmes. Mon papa tient le coup, en apparence en tout cas.

Nous nous retrouvons seuls avec Jean-Marie. À ce moment-là a lieu une chose que je ne pourrai jamais oublier. Une fois mes parents sortis, j'entends derrière la porte, mon père, qui pleure de douleur. Cet instant, ce son, me glacent le sang. Je suis profondément choquée et je culpabilise. Qu'est-ce que je suis en train de leur faire subir ? Je n'ai quasiment jamais vu ni entendu mon père pleurer. Le fait de l'entendre me peine profondément. Cela donne un sens à ma douleur. Oui, ce que je suis en train de vivre est terrible. Cet enfant, c'est aussi leur petit-fils. Ils vont sans doute le perdre. Et c'est moi qui suis la source de cette tristesse. Mon père pleure, loin de moi, car il a mal pour moi, pour nous. Quant à Jean-Marie, je vois pour la première fois des larmes couler sur ses joues. Lui, qui est d'ordinaire si fort, pleure aussi, la tête posée sur mes genoux. Il est malheureux comme jamais, il a peur, il s'inquiète d'un éventuel accouchement. Il a surtout peur que je souffre. Il se demande comment je vais pouvoir faire pour accoucher de notre bébé s'il est décédé ou s'il doit mourir peu de temps après… À ce moment-là, c'est moi qui tente de rester forte et de le supporter dans son chagrin.

Notre décision, bien qu'étant la plus douloureuse que nous n'ayons jamais eu à prendre de toute notre vie, nous la prenons relativement rapidement, en quelques heures. Malheureusement, nous l'avions déjà évoquée auparavant. Notre bébé est lourdement handicapé. Si nous poursuivons la grossesse, sa vie ne sera que douleurs, tristesse et soins médicaux très lourds. Nous ne pouvons pas offrir cette vie à notre enfant, notre tout petit. Ce serait égoïste pour nous de le maintenir en vie dans cet état. Nous préférons souffrir, nous, psychiquement, que de laisser Théo souffrir physiquement. Nous sommes terrifiés, nous refusons que notre bébé souffre une seule seconde. Mais cette foutue décision changera le cours de notre vie à tout jamais. Comment est-il possible pour des parents de décider de la mort de leur enfant ? C'est un choix terriblement douloureux et inhumain, qui entraînera chez moi un grand sentiment de culpabilité, et pour longtemps. Ce bébé, nous l'avons tant attendu, désiré. Sans même l'avoir jamais pris dans nos bras, nous l'aimons déjà tellement. Nous n'étions qu'à quelques semaines de notre rencontre, encore deux tout petits mois et nous devions lui donner naissance et commencer notre nouvelle vie à trois. Découvrir la vie de parents comme tant de couples. Mais par un coup du sort, le destin sans doute, tout a été chamboulé. Ce jour-là, dans cette chambre, nous avons dû prendre la plus terrible de toutes les décisions. Pour lui, pour nous. Je ne souhaite à personne de vivre cette épreuve.

Nous décidons, au bout d'un long moment (je ne saurais quantifier), de rappeler le Dr B. pour lui faire part de notre décision et pour lui poser toutes les questions qui nous traversent l'esprit. Comment cela va-t-il se passer ? Dans combien de temps ? Il nous répond que nous allons rencontrer une sage-femme du DAN, service de diagnostic anténatal, qui va tout nous expliquer en détail et qui pourra répondre à la moindre de nos questions. Nous devons revenir dans trois jours pour la rencontrer. À ce moment-là, je ne comprends pas pourquoi nous devons encore attendre. Maintenant que nous avons pris notre décision, nous souhaitons que cela se passe très vite, nous ne pouvons plus souffrir indéfiniment et laisser Théo dans cet état. Ce désir que tout se passe vite, la majorité des couples confrontés à une interruption médicale de grossesse le ressente. Cependant, d'un point de vue légal, mais aussi psychologique, ce temps d'attente est nécessaire. Excepté, bien sûr, dans certains cas de pathologie mettant en danger la vie de la mère, les couples qui subissent une IMG doivent patienter quelques jours. C'est une décision tellement douloureuse et traumatisante qu'un temps de réflexion est plus que nécessaire. Avant cela, nous n'avions jamais entendu parler de l'interruption médicale de grossesse. Nous nous doutions bien sûr que de tels drames pouvaient arriver, mais nous ne nous étions jamais attardés dessus. Pour nous, rien ne pouvait arriver.

Dans les jours qui ont suivi notre décision, j'ai essayé de comprendre, d'avoir des témoignages, de rechercher des parents dans notre situation. Nous ne pouvions tout de même pas être les seuls à qui cela arrivait ? Durant mes recherches, je suis tombée sur le site « Petite Émilie », une association de parents confrontés à une interruption médicale de grossesse ou à un deuil périnatal. J'ai alors pu rencontrer, via les forums internet, des parents dans notre situation. Je me retrouvais dans quelques-uns de leurs témoignages. Ce site a été d'une aide précieuse pour moi. On y trouve beaucoup d'informations sur l'avant et l'après IMG. Sur le déroulement de l'interruption, sur ce qu'il est possible de faire, le devenir du corps, l'organisation éventuelle des funérailles si on le désire, la partie administrative. Car oui, même dans ces moments-là, il y a beaucoup de papiers à remplir et à gérer. On peut aussi simplement parler de son histoire, être écouté et soutenu dans cette terrible épreuve. Je me sentais désormais un peu moins seule dans ma détresse. Je remercie les fondateurs de ce site, auquel je suis depuis adhérente. Lorsque nous avons été confrontés à l'évocation d'une possible interruption médicale de grossesse, nous avions le sentiment d'être les seuls à qui une telle épreuve arrivait, alors, le fait de découvrir cette association et de pouvoir échanger avec les membres m'a été d'un grand secours. Grâce à eux, je me suis sentie beaucoup moins seule, et surtout comprise. De telles associations doivent être soutenues et aidées.

9.
Une dure réalité

Jeudi 6 avril, nous retournons à Poissy pour l'entretien pré-IMG. Nous rencontrons pour la première fois, dans une petite salle du service de GHR, Anne D., la sage-femme du Diagnostic Anténatal, qui va pouvoir répondre à nos questions. Cette femme, nous l'apprécions tout de suite. Elle est douce, souriante, nous met en confiance et nous rassure. Son visage et sa voix nous marqueront à jamais. Elle est accompagnée d'une étudiante sage-femme, qui apprend son métier. Elle nous demande si cela ne nous dérange pas qu'elle assiste à notre entretien. Nous acceptons sa présence. Nous avons tout un tas de questions à lui poser. Les jours précédents, nous les avons passés à pleurer et à se questionner sur la manière dont les choses allaient se dérouler. Pour notre fils, nous voulons que tout cela se passe le plus sereinement possible. Notre désir est de l'accompagner jusqu'au bout.

Anne nous informe de la chronologie des événements. 48 h avant le début de l'interruption, je vais devoir prendre des médicaments qui vont permettre de maturer mon col de l'utérus, en vue de l'accouchement. En principe, à ce stade de la grossesse, le col n'est pas assez mûr pour commencer à se dilater. J'ai déjà pu rencontrer un anesthésiste avant l'intervention qui devait avoir lieu pour Théo. Il avait réalisé l'entretien préalable, ainsi que les prélèvements de sang nécessaires, dont la carte de groupe sanguin, donc je n'aurai pas à refaire tout ça. Puis le lundi qui suit, le 10 avril, nous devrons nous rendre en service de GHR à 8 h. Je serai conduite en salle de naissance, où une péridurale sera posée. Puis les médecins viendront pour réaliser l'interruption de la grossesse.

Jean-Marie et moi-même réalisons la réalité de la situation. Ils vont endormir notre bébé. J'ai beaucoup de mal à continuer l'entretien. Anne nous propose de faire une pause, nous avons tout le temps nécessaire pour parler de tout cela. J'essaie de me reprendre, et nous continuons. Elle nous explique en détail la procédure d'interruption de grossesse. Une fois sous péridurale, les médecins introduiront un cathéter dans mon ventre, jusqu'à notre bébé. Une première injection sera faite dans le cordon ombilical, pour endormir Théo, pour qu'il ne souffre pas. J'arrête la conversation à ce moment-là pour demander à Anne de me confirmer que notre bébé ne va pas souffrir. Elle m'assure que non.

Une fois qu'il sera endormi, une deuxième injection sera faite, toujours au travers du cordon ombilical, pour interrompre la vie de notre bébé. Cette évocation m'est insupportable, je pleure, j'ai mal, je serre la main de Jean-Marie, je caresse mon ventre et je m'excuse auprès de Théo. J'aimerais que tout ça ne soit qu'un cauchemar. Mais nous continuons l'entretien. Lorsque Théo sera complètement « endormi », une sage-femme de salle de naissance mettra en place les médicaments qui déclencheront l'accouchement. Combien de temps cela va-t-il durer ? Elle ne peut pas nous le dire, c'est propre à chaque femme. Mais notre bébé, à trente-deux semaines d'aménorrhée, soit sept mois de grossesse, a déjà un poids conséquent. Donc l'accouchement durera sans doute plusieurs heures. En principe, pour un premier accouchement, le col se dilate d'un centimètre par heure, jusqu'à atteindre dix centimètres. Nous nous préparons donc à passer la plus longue journée de toute notre vie.

Puis viendra le moment de l'expulsion de notre bébé. Anne nous explique qu'il sera emmené par la sage-femme pour être nettoyé et habillé. Nous pourrons apporter nous-même des petits vêtements. Puis nous pourrons le voir si nous le souhaitons, rester avec lui, faire d'éventuelles photos. Tout ce que nous souhaitons faire pour lui sera accepté. Et justement, nous avons des requêtes. L'idée que Théo soit emporté juste après sa naissance pour être préparé avant même que je n'ai pu le voir ou le prendre dans mes bras est impossible pour moi. Je le répète, je souhaite l'accompagner jusqu'au bout, partager le plus possible de moments avec lui. Ce seront les seuls de notre courte vie commune et je ne veux rien regretter. Je demande alors à Anne s'il est possible que l'on me donne mon bébé dès sa sortie de mon ventre. Nous souhaitons en effet faire des photos, mais aussi des empreintes. Nous aimerions aussi beaucoup, si cela est possible, avoir une mèche de ses petits cheveux. Lors d'une échographie, le médecin nous a dit qu'il en avait déjà quelques-uns. Tous les souvenirs qu'il est possible de créer et qui seront les seuls auxquels nous raccrocher ensuite… La création des souvenirs dans le cas d'un deuil périnatal est fondamentale, car ce sont les uniques reliques d'une si courte vie. Il n'y a pas de souvenirs du passé, alors il faut en créer.

Toutes nos demandes sont entendues et notées dans mon dossier par Anne. Elle semble émue de nos désirs. C'est la première fois qu'un couple lui demande de voir et de rester avec leur bébé, dès la fin de l'accouchement. Un grand nombre de parents ne souhaitent pas voir leur bébé. Par peur, sans doute, de l'aspect de leur bébé, de la réalité de la mort, de la trop grande souffrance que cela peut entraîner. Je comprends ces couples : comment est-il possible d'accepter de voir et porter son bébé décédé ? Pourtant, le corps médical propose et conseille souvent aux couples de voir leur enfant. C'est une étape importante dans le travail de deuil.

Vient ensuite la lourde question de l'autopsie et des funérailles. Mon bébé bouge encore dans mon ventre, et nous sommes déjà en train d'évoquer le devenir de son corps.

Anne nous répète que les médecins ne savent pas ce qui a entraîné l'hémorragie cérébrale de Théo, ni les autres petites malformations dont il souffre. L'amniocentèse n'ayant rien révélé, aucune raison médicale n'a pour l'instant été trouvée. Il est donc important, si nous le souhaitons, de réaliser une autopsie pour comprendre. Me viennent alors un tas d'images terrifiantes. J'essaie de les effacer de ma tête. Il est très dur pour nous d'accepter que l'on touche à notre enfant après sa mort, mais nous reconnaissons qu'il est important pour l'avenir, pour une éventuelle nouvelle grossesse, de comprendre ce qui a pu se passer. Alors, mais avec difficulté, nous signons les papiers d'autorisation d'autopsier le corps de notre fils.

En 2006, après vingt-deux semaines d'aménorrhée, les parents ont la possibilité, s'ils le désirent, de récupérer le corps de leur bébé et d'organiser eux-mêmes les funérailles. Ou alors le corps est laissé à l'hôpital qui se charge de l'inhumer. En général, les corps des bébés sont inhumés ensemble et leurs cendres dispersées dans un « jardin du souvenir » dans un cimetière proche du centre hospitalier. En ce qui nous concerne, nous n'avons même pas besoin de nous poser la question l'un à l'autre : Jean-Marie est d'accord avec moi, nous souhaitons récupérer notre fils. Nous organiserons nous-mêmes son enterrement, il reposera dans le cimetière familial, auprès de ses arrière-grands-parents maternels. Nous avons cette chance de pouvoir le faire. Le coût d'un enterrement est élevé, et l'obtention d'un caveau est parfois difficile pour certains couples, qui n'ont alors d'autre choix que de laisser leur bébé à l'hôpital. Cette injustice me bouleverse.

Nous avons aussi la possibilité, vu le terme de la grossesse, d'inscrire Théo sur notre livret de famille. Il aura toujours sa place en tant que premier enfant. Ce détail aussi revêt toute son importance pour nous. C'est une manière pour nous de légitimer son existence et son absence.

Nous voilà au terme de cet entretien. Anne nous exprime tout son soutien et nous dit qu'elle nous retrouvera un mois après l'interruption pour un entretien post-IMG. Elle nous informe que nous pourrons refaire appel à la psychologue du service si nous le désirons, que ce soit le jour de l'IMG comme après. Avant de prendre notre décision, les médecins nous avaient proposé l'aide d'une psychologue. Elle était venue dans notre chambre. Nous lui avions alors exprimé nos peurs, nos doutes et notre culpabilité. Jean-Marie n'avait pas beaucoup parlé, cela lui était trop difficile.

Après avoir signé tout un tas de papiers et en avoir reçu tout autant, nous la laissons en la remerciant pour son aide et sa bienveillance.

10.
Se préparer

Nous sommes jeudi. Le décès de notre fils doit avoir lieu le lundi suivant, et nous devons donc encore une fois patienter et passer quatre jours à souffrir et à attendre l'insoutenable. Entre le moment où nous apprendrons la maladie de notre fils, le 24 mars, et le jour de ses funérailles, trois semaines se seront écoulées. Trois longues semaines, terriblement douloureuses. Désormais, nous devons nous préparer à cette épreuve, mais surtout à la rencontre avec notre tout-petit. Se préparer à le découvrir, mais aussi à lui dire au revoir…

Les messages de soutien de notre famille et nos amis ne cessent d'affluer. Nous sommes profondément touchés. Mais encore une fois, je ne peux y répondre. Je n'arrive à parler à personne d'autre qu'à

Jean-Marie, mes parents et mes frères. Lorsque je fais une rare exception, pour discuter avec certaines de mes amies ou collègues, il m'est très difficile de m'exprimer sans pleurer. Je suis dans un profond désarroi, j'ai toujours l'impression que je vais me réveiller et que tout cela n'est qu'un cauchemar. Je prie toujours beaucoup, je caresse mon ventre, j'essaie de parler le plus possible à Théo. Je tente de lui expliquer ce qui va se passer, que nous essaierons de l'accompagner jusqu'au bout et que je ne l'oublierai jamais. Jean-Marie, lui, a plus de mal à exprimer ses émotions. Il ne caresse quasiment plus mon ventre, cela lui est trop douloureux. Cela m'attriste beaucoup, mais je respecte son chagrin.

Le samedi matin, soit 48 h avant l'IMG, nous nous rendons une nouvelle fois à Poissy. Un médecin doit me délivrer le médicament pour faire maturer mon col. C'est la procédure. Ce médecin, nous le voyons pour la première fois. Il est assez froid. Il me donne le comprimé et un verre d'eau, au beau milieu du couloir. Il doit rester là le temps que j'avale le médicament, pour s'assurer que je l'ai bien pris. Je regarde ce comprimé quelques secondes en réalisant qu'après l'avoir pris, je ne pourrai plus faire machine arrière.

Nous devons penser aux vêtements qu'il portera. Le samedi après-midi, nous nous rendons alors dans un magasin de puériculture, pour lui acheter la plus jolie des tenues. Notre attitude contraste totalement avec celle des jeunes parents présents dans le magasin. Alors que la majorité d'entre eux affichent des sourires béats en regardant les vêtements et accessoires pour bébé, nous sommes tristes comme jamais. Je n'arrive pas à sourire, à peine à parler. J'ai mon ventre rond de femme enceinte de sept mois, un profil qui ne cache pas le bébé que je porte, mais je suis dévastée. Le poids de notre tout-petit est estimé à environ 1,5 kilo. Nous devons donc lui trouver la plus petite tenue possible. La taille naissance étant encore trop grande, nous nous dirigeons vers les vêtements pour prématurés. Notre choix se porte sur un petit ensemble avec pantalon, pull et bonnet, en velours blanc avec au centre du pull des petits personnages qui partent en voyage. Voilà, ce seront ses vêtements pour son dernier voyage… À la caisse, le vendeur est tout sourire, il ne cesse de nous regarder et tente d'ouvrir le dialogue. Il nous questionne. Nous ne lui répondons que du bout des lèvres. Il dira alors à ce moment-là une phrase dont je me souviendrai toujours : « Il sera tout mignon dans ce petit ensemble. »

Si c'était à refaire, j'aurais aimé lui laisser aussi une petite couverture à nous. Peut-être une couverture que nous aurions pu broder, tricoter. Je comprends maintenant que le temps d'attente entre la décision de l'IMG et l'interruption en elle-même est très important. Bien réfléchir à tout ce que l'on souhaite faire, pour n'avoir aucun regret par la suite.

Dimanche. Je prépare ma valise. C'est presque une valise pour le fameux départ à la maternité. À la différence près que je la remplis quasiment uniquement avec mes affaires. Pour mon Théo, j'y mets juste ce petit ensemble acheté la veille. Je prends le pyjama que mes parents m'avaient offert à Noël et qui devait justement me servir pour le séjour à la maternité. Quelle ironie… Je prends soin également de mettre l'appareil photo. Nous souhaitons prendre des photos de notre fils, de nous avec lui. Cela peut paraître malsain pour certains qui n'ont jamais vécu cela, mais ces photos seront presque les seuls souvenirs que nous aurons de lui. Je m'affaire doucement, en silence, seules quelques larmes sur mes joues trahissent l'absurdité de l'instant.

Ce soir-là, mes beaux-parents rentrent de voyage et viennent directement chez nous pour nous soutenir. Ils resteront jusqu'aux funérailles de notre bébé.

11. L'insoutenable réalité

Lundi 10 avril : nous y sommes. Le jour tant redouté. Je ne sais pas comment j'ai pu réussir à m'endormir. D'épuisement, sans doute. Au moins, lorsque je dors, je n'ai pas à faire face à cette douleur lancinante qui épuise mon cœur… Mais à chaque réveil, cette insoutenable réalité qui me revient en pleine face.

Aujourd'hui, la vie va quitter le corps de mon fils qui est en moi. Et la nôtre ne sera plus jamais la même. Je suis partagée entre la peur de tout ce qui va se passer et l'envie étrange de découvrir mon enfant et de pouvoir l'embrasser. Comme si mon esprit avait omis que mon bébé ne sera plus de ce monde lorsque je pourrai l'enlacer.

Nous prenons la route pour l'hôpital de Poissy. À la radio, passe la chanson « Vole » de Céline Dion.

Comme un fait exprès, elle passe au moment où nous nous dirigeons vers le décès de notre fils. Depuis, je n'arrive plus à l'écouter, elle est le souvenir d'un instant bien trop douloureux pour moi. En chemin, malgré l'heure matinale, je reçois déjà plusieurs messages de soutien de nos amis, collègues et des membres de notre famille. Je suis touchée, j'essaie de répondre à chacun d'entre eux. Je préviens ma meilleure amie que je la tiendrai informée durant la journée. Mes parents doivent nous rejoindre un peu plus tard.

Après avoir géré tout l'administratif, on nous accompagne vers une chambre du service de GHR, la même que lorsque nous avons dû prendre notre décision. On nous informe qu'une sage-femme va venir me chercher pour aller en salle de naissance où la péridurale sera posée. Je dois me préparer et revêtir une blouse. Je range mes affaires dans l'armoire, je prends une douche et me prépare.

Vers 10 h, je suis emmenée en salle de naissance. Jean-Marie m'accompagne. Il s'habille avec une tenue habituellement donnée aux papas pour la naissance de leur bébé. La sage-femme me prévient qu'elle va m'installer dans la salle la plus éloignée des autres, pour que je ne puisse pas entendre les autres femmes et leurs bébés. C'est surréaliste.

Lorsque je traverse le couloir de la salle de naissance, je sens les regards appuyés et compatissants. Eh oui, je suis « l'IMG du jour »… La sage-femme m'installe puis me pose le cathéter sur le bras gauche, par lequel passeront les poches de solutés, les traitements. C'est la première fois que l'on me pose un cathéter. C'est douloureux, mais ce n'est rien comparé à ma peine et mon angoisse. Je garderai pour toujours la trace de cette aiguille venue percer ma veine pour y passer les maudits médicaments qui ont déclenché mon accouchement. Même encore maintenant, sur mon poignet gauche, je garde cette cicatrice indélébile. Arrive ensuite l'interne en anesthésie et l'infirmière anesthésiste, pour me poser la péridurale. Je n'ai jamais été hospitalisée de ma vie, j'ai peur. Ils demandent à Jean-Marie de sortir le temps de la pose. Je ne comprends pas pourquoi, je ne veux pas qu'il sorte. Il m'embrasse et me dit qu'il ne sera pas loin. L'anesthésiste prépare son matériel, je commence à trembler. Je sens encore Théo qui me donne quelques coups. Je ne pense qu'à lui. L'infirmière anesthésiste me met une charlotte sur la tête, m'installe au bord du lit et me demande de faire le dos rond. Je lui demande si cela va être douloureux. Elle me répond que non, plutôt désagréable. L'interne en anesthésie me désinfecte le dos à la Bétadine. C'est froid. Puis il réalise une première injection pour anesthésier localement la zone. Ça me fait mal. Vient ensuite le moment de passer le cathéter de péridurale. Il me prévient que je vais certainement sentir comme des décharges électriques dans le bas du dos, que tout cela est normal, mais qu'il ne faudra surtout pas bouger. Facile à dire. Il essaie ensuite de passer l'espace péridural. Je sens en effet ces décharges, c'est très douloureux et désagréable, je serre les dents, je pleure. Il n'y arrive pas, s'y reprendra à trois fois. Enfin, c'est terminé. Il m'allonge, installe la pompe de péridurale et m'explique que je vais devoir régulièrement, dès que je ressens des douleurs, appuyer sur le bouton de la pompe pour qu'une dose me soit administrée via le cathéter. Ils ont mis en place une péridurale qui va me permettre de marcher si je le désire. Jean-Marie revient près de moi. Puis nous commençons à patienter. C'est très long. La sage-femme vient nous voir et nous informe que les médecins sont occupés en GHR, mais qu'ils ne vont pas tarder à venir.

12 h. Les médecins arrivent dans la chambre avec un moniteur d'échographie. Je commence à avoir terriblement peur, je tremble, je pleure en silence. Nous y sommes, ils vont endormir notre bébé. Ils demandent à Jean-Marie s'il veut rester. Il répond

que oui. Il s'installe alors à l'arrière de ma tête et me tient la main. Les médecins installent tout leur matériel stérile, ainsi qu'un grand champ devant mon visage, afin que je ne puisse rien voir de ce qui va se passer. Ils me demandent si je ne ressens plus rien au niveau du ventre et ils appuient sur le bouton de la pompe pour me délivrer une dose avant de commencer. Je pense à ces médecins qui doivent arrêter la vie de plusieurs dizaines de bébés chaque année. Comment font-ils ? Sont-ils « habitués » à cette horreur ?

Le Dr B. nous rejoint. Je suis soulagée de le voir arriver. Il vient nous parler, nous explique comment tout cela va se passer. Il restera auprès de nous tout le long de l'acte.

Commence l'indicible. Il est difficile pour moi d'en parler ou de l'écrire. C'est ce moment le plus difficile pour moi. Les médecins, sous contrôle échographique, introduisent une longue aiguille jusqu'à atteindre le cordon ombilical qui me relie à Théo. C'est très douloureux. Ils se regardent et ne comprennent pas pourquoi, car je suis normalement soulagée par la péridurale. Ce n'est peut-être pas logique, pourtant la douleur est bien présente. J'essaie de me calmer. Je serre très fort la main de Jean-Marie, il pose sa tête sur la mienne. C'est atrocement calme. Personne ne dit un seul mot. À cet instant, je pense très fort à mon bébé, je lui dis au revoir, je m'excuse, je lui promets que je ferai tout pour le faire exister aux yeux de tous, que je me battrai pour lui jusqu'à ma mort. Au bout de quelques minutes, je les entends ranger leur matériel. Le Dr B. se penche alors vers nous et nous dit doucement et avec beaucoup de respect : « C'est fini. » La vie de notre bébé est terminée, son cœur s'est arrêté. J'ai du mal à mettre des mots sur la douleur que j'ai ressentie à ce moment-là. C'est indescriptible tellement c'est douloureux et dénué de sens. Nous sommes en larmes, nous pleurons comme des enfants. Il est 12 h 30. Notre tout-petit est mort.

Les médecins sortent et l'on me prévient que dans trente minutes, on me fera un contrôle échographique pour vérifier qu'il n'y a plus d'activité cardiaque. Quelle atrocité.

Quelques minutes plus tard, sans doute à cause de la péridurale et des émotions, ma tension chute brusquement. Je fais un malaise vagal. Je me sens partir et je me souviens avoir souhaité m'endormir avec mon bébé et ne plus jamais me réveiller… J'ai prié pour mourir avec lui. Jean-Marie a peur, il sort de la salle et crie que sa femme est en train de s'évanouir. La sage-femme se précipite et fait ce qu'il faut pour que je revienne à moi. Puis, maintenant que je suis anesthésiée et que l'interruption est faite, elle met en place le pousse-seringue avec l'ocytocine qui va permettre de déclencher l'accouchement. Nous resterons dans cette salle jusqu'en début d'après-midi.

Vers 15 h, je retourne dans ma chambre de GHR. Mes parents sont arrivés. Les yeux de ma maman trahissent sa tristesse. Ils resteront avec nous jusqu'au soir. Nous prendrons des photos de ces instants. Régulièrement, une sage-femme du service vient me voir pour m'examiner et constater l'avancée du travail. Mon col ne se dilate pas facilement. Je ressens les contractions, mais ce n'est pas douloureux. Vient le début de soirée. Un repas est apporté à Jean-Marie, ainsi qu'un lit accompagnant s'il souhaite rester. Bien sûr qu'il restera auprès de moi. Nous voilà tous les deux à attendre que le travail avance suffisamment pour retourner en salle de naissance. Épuisés, nous nous endormons en nous tenant la main. Vers 3 h du matin, je suis réveillée par une contraction plus forte. M'étant endormie, je n'ai pas appuyé sur la pompe de péridurale. Les douleurs reviennent. Nous sonnons pour faire venir la sage-femme, qui vient m'examiner. Je suis dilatée à quatre centimètres seulement, malgré ces longues heures. Mais c'est suffisant pour me ramener en salle de naissance. Nous prenons avec nous les vêtements de Théo. La sage-femme nous demande si nous souhaitons lui donner un prénom. Elle m'installe en salle, la même que la veille, et nous dit qu'elle reviendra vers nous plus tard, que je n'hésite pas à sonner si besoin. Voilà maintenant quinze heures que Théo s'est endormi.

7 h, changement d'équipe. La sage-femme de jour nous rejoint et se présente. Elle paraît très jeune, mais elle est douce et gentille. C'est elle qui sera là pour mon accouchement et qui s'occupera de notre bébé. Elle s'appelle Noémie. Je me souviendrai longtemps de son prénom et de son visage. Elle sera la première à découvrir mon bébé. Elle discute avec nous, nous demande si nous avons des souhaits particuliers. Nous lui expliquons que nous souhaitons voir notre bébé, mais que, vu les œdèmes qu'il a au visage, nous ne savons pas s'il sera « visible ». Nous avons peur de le voir, mais en même temps, c'est pour nous indispensable. Je lui explique que je souhaite l'avoir dans mes bras tout de suite après la naissance, avant même qu'elle l'emporte pour le nettoyer et l'habiller. Nous lui demandons également de récupérer, si possible et s'il en a, quelques-uns de ses petits cheveux. Elle note tout et nous dit qu'elle fera tout son possible pour que tout cela se passe

comme nous le désirons. Elle m'explique qu'elle passera régulièrement me voir pour m'examiner et pour ajuster les doses de médicament en fonction de l'avancée du travail. À ce moment-là, sans doute à cause de la péridurale, je suis prise de très fortes nausées. Je me sens au plus mal, physiquement et psychologiquement.

Les heures passent, nos proches nous demandent des nouvelles par SMS, mais rien ne se passe. Voilà bientôt un jour que l'accouchement a été déclenché. Est-ce mon inconscient qui fait que mon corps souhaite garder mon bébé le plus longtemps possible ? Je suis épuisée, je somnole. J'aimerais maintenant que tout cela se termine, je n'en peux plus. Malgré cela, je décide secrètement de ne plus appuyer sur le bouton de la péridurale. Ce geste, je ne l'avouerai que bien plus tard à Jean-Marie. Mon fils est décédé. Alors, comme pour me punir, je souhaite ressentir les contractions et avoir mal. Durant notre attente, la salle de naissance semble pleine. Moi qui suis installée dans la salle la plus éloignée des autres, je n'aurais pas dû entendre ce qui se passait pas très loin de nous. Pourtant, dans la pièce d'à côté, j'entends une femme hurler. Sans doute n'a-t-elle pas eu le temps d'avoir une péridurale. Puis, quelques minutes plus tard, un cri de bébé qui vient au monde.

Cette femme, je la hais. Elle hurle, car son bébé est en train de naître, mais elle ne se doute pas que non loin d'elle un couple a perdu son enfant. Je la hais, car elle a mal de mettre son enfant au monde, j'aimerais qu'elle se taise. Moi, j'ai mal de ne pas pouvoir mettre mon bébé au monde. Mon tout-petit, lorsqu'il quittera mon ventre, ne sera plus…

Vers 12 h, la sage-femme revient m'examiner. Elle me demande si la péridurale me soulage. Je lui réponds que oui, mais une grimace me trahit. Elle appuie donc sur la pompe. Je suis suffisamment dilatée pour commencer la phase d'expulsion. Elle va bientôt revenir pour l'accouchement. Je commence à avoir vraiment mal, je tremble comme une feuille, je ne sais pas si c'est un effet de la péridurale, ou simplement ma peur. Nous nous rapprochons du moment où Théo va naître, et c'est terriblement angoissant.

Quelques minutes plus tard (je ne me souviens plus de l'heure exacte), la sage-femme revient avec une aide-soignante. Celle-ci est imposante par sa carrure et sa présence, mais reste discrète malgré tout. Elle me dit que tout va bien se passer, qu'elles vont m'aider, elle me tient la main. Noémie prépare son matériel et s'habille en conséquence. Elle m'installe ensuite, les jambes dans les étriers. Je continue de trembler. Je vais accoucher pour la première fois.

Commence la phase d'expulsion. Je n'ai pas eu le temps d'avoir mes cours de préparation à l'accouchement. Je ne sais donc pas comment pousser. Noémie m'explique et s'assure que j'ai bien compris. Jean-Marie est à mes côtés. Je commence à pousser, mais de façon anarchique. Je souffle mal, mon cœur s'emballe. La sage-femme me dit de me calmer, de bien respirer et de prendre mon temps. Les minutes passent, mais visiblement Théo n'avance pas. Noémie demande alors à l'aide-soignante de « m'aider ». Avec son bras, elle appuie sur le haut de mon ventre, sous le diaphragme, de toutes ses forces, pour aider mon bébé à descendre. Il est mort, il ne peut donc pas accompagner sa descente dans mon bassin. Cette technique me fait très mal. Noémie, l'aide-soignante et Jean-Marie essaient de m'encourager à pousser. J'ai beaucoup de mal, je n'y arrive pas, je pleure en même temps, je hurle. Puis je ressens une sensation étrange et désagréable. Quelque chose quitte mon corps. J'ai l'impression qu'un organe, un élément vital, est en train de m'être enlevé. Il s'agit de mon bébé, son corps quitte le mien. Je crie. Jean-Marie fond en larmes à mes côtés. Il m'avouera plus tard que le regard que j'ai eu à ce moment précis l'a terrifié, car j'étais comme transformée par la douleur, et qu'il espère ne plus jamais le revoir. Est-ce parce que mon corps et mon esprit prennent pleinement conscience que l'on m'arrache une partie de moi que je ne retrouverai jamais ?

Noémie et l'aide-soignante s'affairent autour de mon bébé, mais un champ m'empêche de voir quoi que ce soit. Elle coupe le cordon ombilical. Je ne cesse de pleurer. Puis elle relève son visage vers moi, Théo entre ses mains, me regarde, les larmes aux yeux, et me dit : « Il est beau votre bébé, Madame. » Cette phrase, je l'entends encore. Elle résonne en moi et je la garderai en tête jusqu'à ma mort.

Cette jeune sage-femme a su trouver les mots justes dans ce moment irréel. Visiblement un peu plus jeune que moi, on l'a sans doute un peu forcée ce jour-là à s'occuper de « l'IMG du jour ». Comme un baptême du feu, un passage obligé vers le beau, mais difficile métier de sage-femme. Ce qu'elle ne sait sans doute pas aujourd'hui, c'est que la phrase qu'elle a prononcée ce jour-là m'a fait du bien, m'a apaisée et m'a permis d'avoir le courage de voir mon tout-petit. Je la remercie.

Noémie se relève et vient m'apporter mon tout-petit enveloppé dans un lange. Nous pleurons comme jamais à la vue de notre enfant. Il est magnifique, il semble endormi. Tout s'arrête, nous sommes dans un autre monde. Pourquoi devons-nous subir ce malheur ? Je souffre tellement à cet instant, je n'ai jamais eu aussi mal de ma vie, c'est l'horreur absolue. Théo est né ce mardi 11 avril 2006 à 13 h 10, après 23 heures de travail.

Je suis réinstallée, elles nous laissent avec notre bébé et nous préviennent qu'elles reviendront dès que nous le souhaiterons. Que nous pouvons prendre tout le temps dont nous avons besoin. Je ne cesse alors de le regarder, de l'embrasser et de m'excuser auprès de lui. Je regarde Jean-Marie et lui dit : « C'est notre bébé. » La douleur que je ressens est indescriptible. Seules les personnes ayant vécu un tel drame peuvent comprendre. Nous prenons des photos, avec notre bébé dans nos bras. Au bout d'un moment, nous rappelons la sage-femme. Elle emporte Théo pour le préparer, le nettoyer, l'habiller. Nous lui donnons les vêtements que nous avions prévus pour lui. Nous restons tous les deux. Je suis désormais différente et je ne serai plus jamais la même. Mon enfant a quitté mon corps et cette vie. Une partie de moi s'est envolée avec lui ce jour-là.

Noémie revient ensuite nous ramener notre Théo, habillé avec sa petite tenue blanche. Il est encore plus beau. Mais il est si petit. Elle nous informe qu'il pèse 1,8 kilo et qu'elle a réussi à n'avoir qu'une toute petite mèche de cheveux. C'est déjà bien pour nous, le seul souvenir physique de lui qui nous restera à jamais. Elle nous laisse de nouveau avec notre tout-petit. Nous faisons d'autres photos. C'est un moment très calme. Théo a des petits cheveux noirs, un joli petit nez rond et une très belle bouche. Alors que nous ne les avions pas vus auparavant, nous remarquons, à ce moment-là, les œdèmes sur son visage. Nous observons aussi ses jolies mains, avec de longs doigts. Notre bébé est très beau, ce qui rajoute à notre culpabilité et nos doutes. Ce dont il souffre n'est pas visible, tout se passe à l'intérieur de son petit corps. Nous devons lui dire au revoir, mais c'est très dur, impossible. Au bout d'un moment, épuisés, nous rappelons la sage-femme qui revient le chercher. Elle nous dit alors que nous pourrons le revoir autant de fois que nous le voulons tant que nous serons à la maternité. Au bout de deux heures en salle de naissance, je suis redirigée en fauteuil vers la chambre de GHR. En quittant la salle de naissance, je sens les regards peinés qui se posent sur nous. Jean-Marie remercie l'équipe pour leur accompagnement.

Les femmes qui vivent cette terrible épreuve ont parfois le souhait d'accoucher par césarienne, surtout lorsqu'il s'agit d'un premier enfant, pour que tout soit plus rapide, pour ne pas devoir accoucher par voie basse et ressentir la douleur physique. Pourtant, les médecins le déconseillent, notamment dans un souci de ne pas léser l'utérus en vue d'une éventuelle future grossesse. En ce qui me concerne, le passage de mon bébé à travers mon corps et mon intimité a été certes terriblement douloureux, mais aussi nécessaire. Il m'a fait devenir mère.

En quittant cette salle qui a vu mourir puis naître mon enfant, je me suis promis ce jour-là de faire quelque chose, sans savoir encore quoi, pour parler de mon Théo. Le faire exister à ma manière. Venir en aide et redonner de l'espoir aux couples qui traversent ou qui traverseront cette terrible épreuve qu'est l'interruption médicale de grossesse.

Après un accouchement, les heures qui suivent sont appelées « suites de couches ». J'ai accouché. Mon bébé est décédé, mais mon corps réagit comme si ce n'était pas le cas. Je suis devenue maman malgré tout. Mais je suis une maman en deuil.

Je saigne, je suis épuisée. Dans les toilettes de la chambre, je manque de perdre connaissance. La fatigue sans doute. Jean-Marie me rattrape de justesse avant que je ne tombe. Il essaie de me changer les idées, tente de me faire rire en faisant l'idiot. Depuis trois semaines, il ne m'a pas quittée une seule seconde. Il a été là pour me tenir la main. Ce qu'il a fait a scellé notre couple à jamais. Cette épreuve a renforcé notre amour. J'ai découvert une nouvelle facette de sa personnalité et je l'aime encore plus. Je me souviendrai toujours de sa présence et de notre fusion dans ces instants douloureux. Après avoir vécu cela ensemble, nous avons l'impression que plus rien ne pourra nous séparer.

C'est l'après-midi. Nos parents nous rejoignent dans la chambre de GHR. Ma mère a visiblement beaucoup pleuré. Mon père semble très ému lui aussi. J'évoque avec eux la possibilité s'ils le désirent de voir leur petit-fils. Les parents de Jean-Marie sont d'accord. Ma mère hésite, mais finit par accepter. Mon père, quant à lui, est plus réservé. Il s'excuse auprès de moi, mais ne souhaite pas le voir, il a peur. Je comprends sa décision et la respecte. J'appelle une aide-soignante et lui demande s'il est possible de nous amener notre fils. Nous souhaitons le voir encore une fois. Avec douceur, elle accepte et nous dit qu'elle va le chercher. Au bout d'un long moment, elle revient, accompagnée de deux autres aides-soignantes et dit : « Voilà, je vous apporte votre Théo. » Elle tient mon bébé dans ses bras, enveloppé d'un lange blanc. Je fais signe à mon papa de sortir, mais il me regarde et me fait comprendre qu'il reste. Il n'a pas voulu me laisser seule, je sais qu'il l'a fait pour moi, pour soutenir sa fille et sa femme. Mes parents et beaux-parents sont auprès de nous, c'est très important pour nous. Nous leur présentons leur petit-fils. L'aide-soignante s'avance et demande à qui elle le donne. Bien sûr, je tends les bras. Je veux mon fils, il est à moi. Sa présence en moi me manque déjà terriblement. Il a déjà changé d'aspect. Il est plus froid, sa petite peau n'a plus la même couleur. Mais il est toujours aussi beau, mon ange. Mes parents pleurent, moi aussi. Mes beaux-parents s'approchent pour le voir, m'entourent. Ils le trouvent beau. Je suis rassurée. Cet instant, qui ne nous a pas été imposé, mais pleinement voulu par nous, je le garde comme un magnifique souvenir. Je suis heureuse d'avoir pu présenter mon fils à ses grands-parents. Cela l'a fait exister. C'était un très beau moment, certes très douloureux, mais calme et apaisé.

C'est la dernière fois que je verrai mon bébé à la maternité. La prochaine fois, ce sera le jour de ses funérailles. Avec le recul, je regrette de ne pas l'avoir revu avant de quitter l'hôpital. Il est resté seul, je ne sais où, sans nous. Cette idée m'attriste beaucoup. Je sais que le lendemain arrivera le moment de l'autopsie. J'essaie de ne pas y penser.

Je reste une nuit de plus à la maternité. Le lendemain, après la visite de contrôle de la sage-femme, je suis autorisée à rentrer chez moi. Elle me donne une ordonnance et tout un tas de papiers comme le certificat d'accouchement, ou bien encore l'acte d'enfant sans vie. Elle nous rend aussi notre livret de famille sur lequel, à la page « premier enfant » est inscrit notre bébé. C'est officiel. Il nous a fait devenir une famille. Je quitte le service de GHR et mon bébé avec. Je vais rentrer seule, le ventre et le cœur vides.

12.
Le retour à la maison

Mercredi 12 avril, nous rentrons chez nous. Sans notre enfant.

Il fait très beau ce jour-là. Là encore, un contraste terrible, nous devons maintenant nous occuper d'organiser ses funérailles. Nous envisageons un moment d'acheter une concession là où nous résidons, pour être au plus près de lui. Mais le prix est exorbitant pour nous. Mes beaux-parents nous proposent, si cela est légalement possible, d'enterrer Théo dans la concession des grands-parents maternels de Jean-Marie. Nous hésitons puis nous pensons qu'au moins il ne sera pas seul, il reposera avec ses arrière-grands-parents. Cela peut paraître ridicule, mais cette décision m'apaise un peu. Je remercie ma belle-mère pour sa proposition et son geste.

Nous nous rendons alors dans une société de pompes funèbres près de Versailles. Tout cela est une grande première pour Jean-Marie et moi. Nous n'avons que 25 ans et devons organiser l'enterrement de notre enfant. Ma maman et celle de Jean-Marie nous accompagnent. Nous entrons et la vue des cercueils m'est très pénible. Le gérant nous accueille. Nous lui expliquons qu'il s'agit de funérailles pour un bébé né sans vie, que nous souhaitons qu'il repose dans la tombe des grands-parents de Jean-Marie. C'est lui qui va s'occuper des démarches, de contacter la mairie du cimetière. Après les questions purement administratives, vient l'organisation de la cérémonie. Nous souhaitons que l'enterrement ait lieu ce vendredi 14 avril. Puis nous devons choisir ce que nous souhaitons inscrire sur la pierre tombale : la date de décès ou de naissance ? Nous décidons rapidement, nous voulons inscrire « Théo de Troy – 11 avril 2006 ». Ensuite, vient le choix du cercueil. Le gérant des pompes funèbres nous sort un catalogue avec les différents cercueils. Pour un bébé, il faut choisir la plus petite taille, un cercueil tout blanc et capitonné de satin blanc. Tout à coup, je me sens mal. Cette situation est surréaliste. Je saigne, j'ai le ventre mou et vide, je ne sens plus mon bébé et je dois choisir son cercueil, son premier et dernier lit… J'étouffe, je me lève et je sors en larmes. Jean-Marie et nos mères me rejoignent alors dehors. Ils me prennent dans leurs bras, en pleurant. On doit faire ça pour lui. J'essaie de reprendre mes esprits et de continuer. Nous irons ensuite commander des fleurs pour sa tombe. Je ne souhaite que des roses blanches pour mon bébé. Au départ, la fleuriste, bien que très aimable, ne semble pas comprendre qu'il s'agit de funérailles d'un bébé. C'est au moment de nous demander ce que nous désirons inscrire sur le bandeau de la gerbe de fleurs qu'elle semble comprendre. Je lui dis: « À notre ange Théo »; elle relève alors les yeux vers moi un court instant et se remet à écrire. Par la suite, elle n'osera plus me regarder.

En rentrant à la maison, nous appelons le prêtre de notre paroisse. Nous l'apprécions beaucoup. Avant l'intervention prévue pour Théo, nous étions allés le voir pour des intentions de prières. Il est alors bien triste d'apprendre par cet appel que notre bébé est décédé et que nous le contactons pour organiser son enterrement. Nous l'informons que nous aimerions que les funérailles aient lieu dans deux jours, ce vendredi. Nous sommes en pleine période de Pâques et c'est Vendredi saint. Il nous explique, qu'en principe, il n'y a pas d'enterrement ce jour-là, mais qu'une exception va être faite pour notre bébé. Il nous donne rendez-vous le lendemain au presbytère pour parler de tout cela.

À la maison, partout, des traces de cette grossesse inachevée. Quelques ours en peluche, des petits vêtements, autant d'objets qui me font mal à voir, car ils ne serviront pas. Avant d'apprendre la maladie de Théo, j'étais en train de lui broder un petit nounours avec la lettre « T ». Je décide que celui-ci partira avec lui dans sa tombe. Au courrier, des publicités ou lettres de services sociaux qui évoquent ma grossesse et la naissance à venir. C'est insupportable. L'après est profondément douloureux. Il faut en être conscient.

Le jeudi matin, nous rencontrons le prêtre. Nous lui racontons tout ce qui s'est passé, les trois semaines difficiles que nous venons de traverser pour une terrible finalité. Il est bienveillant et très respectueux. Nous évoquons avec lui le déroulement de la cérémonie. Notre tout-petit recevra une bénédiction, nous voilà rassurés. C'est important pour nous. Il nous demande de choisir une musique et de rédiger un petit livret pour suivre le déroulé des funérailles. Nous rentrons et je me charge de cela. Nous prévenons notre famille et nos amis de la date de l'enterrement, et que nous souhaitons que cela se passe en toute intimité, avec uniquement nos parents, mes frères et mes belles-sœurs. Je ne sais pas pourquoi nous n'avons pas voulu la présence de nos amis et notre famille élargie, sans doute par crainte de montrer notre vulnérabilité. Je regrette maintenant ce choix. Si c'était à refaire, j'aimerais être entourée de certains membres de notre famille et de nos amis les plus chers. Le frère et la sœur de Jean-Marie, habitant Montpellier, n'ont pas pu être là. Ils sont plus jeunes que nous et en plein dans leurs études. Nous ne voulons pas non plus leur imposer cette épreuve douloureuse. Je les connais depuis longtemps maintenant, ils n'avaient que sept et cinq ans lorsque je les ai connus. Je les aime profondément et les considère comme mon frère et ma sœur. Par respect pour eux et leur jeunesse, il est préférable qu'ils soient éloignés des funérailles de leur unique neveu.

Mes parents nous proposent de partir avec eux en Corse quelques jours, pour nous changer les idées. Cela nous fera du bien de nous échapper de cette réalité et de tout ce qui s'y réfère à la maison. Ce jeudi 13 avril, nous l'occupons donc à faire nos valises et à préparer l'enterrement du lendemain. Le soir, mes parents, beaux-parents, mon frère et ma belle-sœur sont avec nous. Nous dînons tous ensemble. Chacun tente de parler d'autre chose. C'est difficile. Après le dîner, nous devons choisir une musique pour la cérémonie. Je décide d'écouter le CD de musique classique pour bébé que j'écoutais souvent durant ma grossesse. J'aime à penser que Théo appréciait ces instants. Lorsque je tombe sur une musique en particulier, je pleure en expliquant qu'il l'aimait certainement, car il se mettait toujours à gigoter quand je l'écoutais. Ma mère se fâche à ce moment-là, car elle n'en peut plus de me voir si mal. Elle me demande pourquoi je m'inflige tant de souffrances. Je me vexe et lui réponds que je n'ai pas le choix, que je suis obligée de faire tout ça pour lui. Je pars pour m'isoler. Mon frère me rejoint et essaie de me consoler. Il me comprend, mais m'explique que maman souffre et qu'elle aimerait me préserver de tout ça. Bien sûr que j'ai compris sa réaction. J'aimerais que tout cela cesse.

Ce soir-là, j'irai me coucher en prenant un somnifère pour empêcher mon esprit de réfléchir au lendemain et d'appréhender le dernier au revoir avec mon fils.

13.
Un dernier adieu

Vendredi 14 avril, jour de l'enterrement de notre bébé. Je suis épuisée, mon visage est transformé par la fatigue et la douleur. Je suis comme un automate qui effectue ses tâches sans réfléchir. Jean-Marie et sa maman sont en train de prendre leur petit-déjeuner dans le salon. J'ouvre la fenêtre pour pousser les volets et, à ce moment-là, venue de nulle part, une petite plume immaculée tombe doucement et vient se poser sur ma main. Je me retourne alors vers eux, très émue, avec cette plume sur moi. Ils comprennent tout de suite. C'est un signe de mon ange, j'en ai l'intime conviction. Je sais qu'il est là près de moi. Ce sera son premier signe. Depuis, les plumes blanches ont une signification particulière pour moi, pour nous. À chaque étape importante de ma vie, une petite plume m'est apparue, comme un message de mon ange.

Nous nous préparons pour nous rendre à l'hôpital, pour la mise en bière. Nous sommes tout de noir vêtus. Mes parents nous ont rejoints chez nous et nous partons tous les six. Arrivés au crématorium, nous y retrouvons le gérant des pompes funèbres. Il nous salue, puis nous informe que notre bébé est dans une chambre mortuaire et que nous ne sommes pas obligés d'assister à sa mise en bière. Nous lui répondons que nous souhaitons être présents. Il demande d'abord à Jean-Marie de le suivre, seul. Une fois à l'intérieur, il le prévient que c'est souvent une image choquante pour les familles, notamment pour les mamans. Qu'il serait peut-être préférable que je n'y assiste pas. Jean-Marie lui répète que sa femme souhaite être présente, que nous voulons tous les deux le coucher nous-mêmes dans son cercueil. Le gérant des pompes funèbres respecte alors notre choix et revient me chercher. Nous laissons nos parents à l'extérieur pour le moment. Je rejoins mon homme dans la salle d'attente. Puis nous sommes dirigés vers la salle où repose Théo. Nous entrons dans cette pièce sombre et froide. Il est là, posé sur ce plateau sans âme. Je suis en colère et profondément malheureuse. Un membre du personnel de la morgue se tient debout à côté de lui. Mon ange est beau, endormi, mais tristement froid. Nous souhaitons l'installer nous-même dans son cercueil. Jean-Marie passe alors ses mains sous sa tête, tandis que je pose les miennes sous son petit corps. Il est si léger, notre bébé. Nous le soulevons et nous nous dirigeons jusqu'à son cercueil dans lequel nous le faisons délicatement reposer. Nous, ses parents, nous le couchons dans son lit. Puis je le recouvre d'une petite couverture qui se trouve dans son cercueil. Je m'agenouille près de lui en pleurant, je l'embrasse et lui promets tout un tas de choses. Je lui dis que je l'aime et que je ne l'oublierai jamais. Je lui promets que je me battrai pour lui jusqu'au bout. Jean-Marie lui, ne dit pas un mot. Nos parents nous rejoignent alors et restent en retrait. C'est très difficile pour eux, mais ils sont là pour nous. Nous le regardons tous et le veillons en silence pendant un instant.

Je suis marquée, choquée, blessée. J'ai couché mon fils dans son dernier lit, je l'ai bordé avec une couverture, pas assez douce à mon goût, pour la première et dernière fois de sa courte vie. Je l'ai recouvert pour qu'il n'ait pas froid. Comme s'il pouvait en souffrir, mon esprit vacille... Mais là, une personne de notre entourage l'a découvert pour mieux le regarder. Sans doute pour lui dire au revoir à sa manière. Ce geste, que je sais dénué de toute mauvaise intention, me marquera pourtant profondément. Cet instant précis, à ce moment-là, je l'enfouis en moi pour l'oublier. Mais il ressortira, quatre ans plus tard, lors d'une séance de psychothérapie. Il restera comme l'un des instants les plus douloureux de ces trois dernières semaines. Je n'ai jamais osé en parler avec cette personne par peur de lui faire du mal. Elle le découvrira sans doute à la lecture de ces lignes. Mais ce geste a été terriblement douloureux pour moi. Il est, je crois, important de peser ses paroles et ses gestes envers les parents endeuillés, car chaque étape de ce deuil devient ensuite indélébile.

Je pose près de mon ange le petit doudou que je lui ai brodé et je lui murmure une dernière fois des mots tendres. Ma maman, quant à elle, dépose à ses pieds une lettre qu'elle lui a écrite. La maman de Jean-Marie lui offre aussi un petit souvenir. Puis le personnel du crématorium et des pompes funèbres commence à fermer son cercueil. C'est la dernière fois que nos yeux se posent sur lui, sur son petit visage. Ça fait mal, c'est injuste et inexplicable. Ils ont du mal à le refermer, notre présence semble les gêner, alors ils nous demandent de les attendre à l'extérieur, près du véhicule funéraire. Trois femmes sont assises sur un banc, près de nous. Lorsqu'elles voient arriver le petit cercueil blanc de notre fils, elles chuchotent et nous regardent. Oui, nous enterrons un bébé. Je déteste ces regards interrogateurs et compatissants.

Arrivés devant l'église, j'aperçois mes frères et mes belles-sœurs déjà sur place, ainsi que le prêtre. Le véhicule funéraire est garé devant, l'ouverture du coffre laisse apercevoir son cercueil. Mon frère aîné est en retrait, en larmes. Je le rejoins et le prends dans mes bras. Puis la cérémonie commence. Nous marchons tous derrière notre fils. Tout le monde prend place. Jean-Marie et moi lisons un texte, un poème de Sœur Emmanuelle. C'est très difficile pour moi, je m'y reprends à plusieurs fois. À la fin de la cérémonie, au moment de la bénédiction du cercueil, chaque membre de notre famille fait un signe de croix au-dessus de notre bébé. J'entends ici et là des pleurs étouffés. Je n'ose pas tourner la tête, de peur de découvrir de qui proviennent ces pleurs. Ce sera la seconde fois que Jean-Marie ne pourra contenir ses larmes et qu'il s'effondrera dans mes bras. Je pose ma main sur sa tête et je lui caresse les cheveux. Je ne cesse de regarder ce cercueil blanc en pensant qu'il sera le seul à porter mon enfant, à tout jamais. La musique classique

que nous avions choisie retentit dans cette petite église.

Devant le cimetière, c'est Jean-Marie et son père qui soulèvent le cercueil, pour le porter jusqu'à sa tombe. Je les vois avancer dans l'allée, devant moi, portant mon bébé à qui je dois dire adieu. Nous récitons tous une dernière prière. Une main posée sur ce qui est son dernier lit, je sais que cette proximité avec son corps sera la dernière. Je ne veux pas le laisser partir…

14.
Notre vie après ça

C'est terminé. Ces trois semaines se sont douloureusement achevées par l'enterrement de notre premier enfant. Nous devons maintenant vivre avec cette foutue douleur et cette terrible absence. Certes, nous n'avons pas connu notre enfant. Certes, il est mort avant de naître. Mais nous devons désormais faire notre deuil, celui de notre bébé, celui de l'avenir et des projets que nous avions faits pour lui. Tout ce que nous avions prévu, tout est remis en question, chamboulé. Pour le moment, je ne perçois aucun espoir. Je suis au fond du trou, avec mon fils.

Malgré les médicaments contre la montée de lait, mes seins coulent. Mon corps réagit à ce premier et véritable accouchement. Ce premier lait qui coule ne nourrira jamais mon tout-petit. Il est inutile et accentue l'absence de mon bébé. Mon corps a changé. Mes kilos de grossesse sont là et mêlés à la fatigue de l'accouchement et de l'épreuve que nous venons de traverser, je ne me reconnais plus. Je ne peux pas être plus triste je crois. J'en veux à la terre entière.

Nous avons besoin de nous changer les idées. Mes parents nous offrent alors des vacances en Corse. Ils sont partis avant nous. Nous devons prendre le train pour nous rendre à Marseille puis nous les rejoindrons en bateau. Sur le chemin de la gare, à la radio, passe la chanson « Mon Ange » de Nolwenn Leroy. Encore un signe ? Mes larmes coulent une nouvelle fois. À bord du bateau, sur le pont supérieur, nous contemplons le paysage en silence. Nous n'avons pas besoin de nous dire à quoi nous pensons. Au loin, la « Bonne Mère » qui surplombe Marseille. Je la regarde et la prie d'accueillir mon fils auprès d'elle.

J'ai besoin de mes parents et de Jean-Marie. Je me renferme sur moi-même et ce sont les seuls à qui je peux et souhaite parler et me confier. Nous passons presque deux semaines sur l'Île de Beauté, à nous reposer, nous ressourcer et nous recentrer sur nous-même.

Le lendemain de notre arrivée, nous partons en balade. Il y a une montagne derrière la maison où nous résidons. Il fait un temps magnifique. J'ai très chaud mais je ne peux m'habiller en short. Je ne rentre plus dans aucun vêtement d'avant ma grossesse. Je porte donc uniquement mes jeans de grossesse. Je saigne toujours. J'ai mal au ventre, ce sont les contractions qui permettent à l'utérus de reprendre sa place. À ce moment-là, je me pose la question de faire de l'exercice. Moi qui aimais courir avant d'être enceinte, je n'ai plus de souffle. J'ai du mal à marcher longtemps, alors nous faisons plusieurs pauses. Au bout d'un moment, nous arrivons en haut de la montagne. Au loin, la mer. Et le silence tout autour de nous. La vue est magnifique. Je regarde le vide à mes pieds et, pour la seconde fois, je ressens l'envie d'échapper à cette douleur… Je me reprends. Sur un coin de la montagne, Jean-Marie écrit « Théo » avec une pierre.

Le plus souvent, nous essayons de rire malgré la situation. Mon père et Jean-Marie font des blagues, en espérant me redonner le sourire. Nous tentons de parler d'autre chose. Nous visitons beaucoup les environs. Parfois, la douleur est trop forte, et mes larmes reviennent. Un soir, dans ma chambre, Maman est venue me rejoindre parce qu'elle m'entendait pleurer. Je lui ai demandé comment j'allais pouvoir m'en sortir. Je n'avais jamais ressenti une telle douleur, s'apaiserait-elle un jour ? Elle m'a promis que oui, mais que je n'oublierai jamais. Je vivrai juste avec.

Je me sens entourée malgré tout. Mes parents font tout leur possible pour nous aider. Notre famille prend de nos nouvelles et nous témoigne tout son amour. Certains amis préfèrent rester en retrait pour respecter notre chagrin, mais restent présents en envoyant de temps en temps un petit message de soutien. Tous ces gestes nous touchent beaucoup. À ma grande surprise, mon gynécologue, le Dr P., prend aussi de mes nouvelles. Il m'appelle simplement pour savoir comment je vais et me dire que nous nous reverrons dans quelques semaines.

Le 26 avril au matin, j'entame la rédaction d'un blog sur un site féminin. Je suis rapidement suivie par des lectrices fidèles, qui m'écrivent souvent par message privé. J'en suis très touchée. Cet exutoire m'aide beaucoup. Je peux mettre des mots sur ma souffrance et je reçois en retour des messages de soutien. C'est à ce moment-là que l'idée d'écrire un livre s'est confirmée. Mais le courage de passer à la rédaction prendra beaucoup plus de temps.

Nous rentrons à la maison fin avril. Retour à la réalité. Ayant accouché à trente-deux semaines d'aménorrhée, cette première grossesse est prise en compte par la Sécurité sociale, et j'ai donc droit à un congé maternité classique, soit dix semaines en postnatal. Mais je souhaite reprendre mon travail plus tôt. Rester à la maison pour rien ne m'est pas bénéfique. J'en fais alors la demande à ma responsable qui est très compréhensive et m'accueille chaleureusement. Ma date de retour est fixée à la fin du mois de mai, car légalement, je ne peux pas reprendre avant au moins quatre semaines.

Avant toute cette épreuve, nous avions prévu d'organiser les vingt ans de ma belle-sœur à la maison. Cet anniversaire, vu la situation, est alors remis en question. Nombreux sont ceux qui me conseillent d'annuler ou de le reporter, par respect pour ma fatigue et ma douleur. Mais je veux le maintenir. Pour ma belle-sœur, qui a le droit d'avoir une fête d'anniversaire, mais aussi pour pouvoir voir certains membres de ma famille, que nous puissions être tous ensemble. Leur contact me manque. Cela fait un peu plus de deux semaines que nous avons enterré Théo. Malgré tout, j'essaie de faire bonne figure et nous organisons cet anniversaire. Le jour J, j'appréhende finalement de revoir tout le monde. Comment vais-je les aborder ? Serai-je assez forte ? Mon autre belle-sœur, ainsi que l'une de mes cousines, sont enceintes. Je pense pouvoir gérer la situation. Mais lorsque je les aperçois toutes les deux avec leur ventre rond, je m'échappe de la réception pour cacher mes larmes et ma douleur. C'est trop dur, trop injuste. J'aurais dû être encore enceinte en cette fin du mois d'avril, très enceinte même. Au lieu de cela, je suis vide, dans tous les sens du terme. Ma tante, Marianic, me rejoindra à ce moment-là pour me réconforter. Je l'enlace et pleure dans ses bras. Elle est sans doute la plus à même de me comprendre, car elle a, elle aussi, vécu la perte d'un bébé. Je l'aime profondément et la respecte depuis toujours. Cette épreuve commune nous rapproche un peu plus. Ma marraine Sabrina tentera, elle aussi, de faire sécher mes larmes et de me redonner le sourire. Je me reprends, pour ma belle-sœur, et je retourne à la fête.

Le 8 mai, j'ai mon retour de couches. Mon corps a définitivement effacé les traces de cette première grossesse et est prêt à en accueillir une nouvelle. Mon esprit aussi commence à se faire à l'idée d'une seconde grossesse. Mon cœur de maman également. J'ai un manque, un gouffre terrible à combler. Je me pose cette question sans cesse en ce mois de mai : « La vie regagnera-t-elle un jour mon ventre, lui qui a porté la mort ? » J'ai été physiquement le premier cercueil de mon fils, pourrai-je à nouveau accueillir un bébé ?

Un mois après l'IMG, nous avons rendez-vous à Poissy avec Anne D. pour l'entretien post-IMG. Nous la retrouvons et lui racontons comment tout cela s'est passé, nos peurs, nos regrets. Elle nous informe que tous les prélèvements qui avaient été effectués sur Théo sont revenus négatifs. Aucune anomalie chromosomique, génétique, infectieuse ou bactérienne n'a été mise en évidence. Nous ne savons donc toujours pas ce qui a causé les anomalies de Théo. Nous devrons attendre le compte-rendu de l'autopsie. Mais ces « non-réponses » sont malgré tout encourageantes, elles ne nous empêchent pas d'envisager une nouvelle grossesse. C'est aussi le moment où elle nous rend les empreintes qui avaient été faites. Nous sommes très émus de les voir. Notre bébé avait de si petites mains et de si petits pieds… C'est un souvenir de plus pour nous. Cela nous fait du bien.

Courant mai, nous nous rendons régulièrement sur sa tombe. J'y vais parfois seule, dès que l'envie m'en prend. Je sais que mon bébé y repose en paix et je suis rassurée de savoir qu'il est là. Les visites s'espaceront avec le temps. Mais parfois, j'ai cette irrépressible envie d'aller m'y recueillir. C'est ici que je suis le plus près de lui physiquement.

Fin mai, nous devons nous rendre de nouveau à Poissy, mais cette fois pour le compte-rendu de l'autopsie. Nous sommes impatients, mais inquiets. Arrivés là-bas, nous patientons longuement. Puis un médecin du service d'anatomo-pathologie nous informe que notre rendez-vous a été reporté, car la personne qui devait nous recevoir n'est pas disponible. Cette lettre d'annulation, nous ne l'avons jamais reçue. Nous sommes terriblement déçus. Jean-Marie avait posé sa journée pour pouvoir être présent. Devant notre désarroi, cette femme a sans doute pitié de nous. Elle nous dit qu'elle va essayer de nous donner ce compte-rendu en tentant de nous apporter des réponses. Nous la remercions et la suivons. Elle nous fait patienter, le temps de trouver notre dossier et d'en prendre connaissance. Elle est désolée de nous apprendre qu'aucune cause flagrante n'a été trouvée à toute cette terrible épreuve. Pourtant, Théo était gravement malade. Son cerveau était bien plus abîmé que ce que nous pensions au départ. Certaines parties étaient nécrosées, c'est-à-dire mortes. Il avait aussi cette obstruction au niveau de l'urètre l'empêchant d'évacuer ses urines, mais sans lien avec son hémorragie cérébrale. Ce qui la questionne le plus, c'est l'état de mon placenta qui était lui aussi totalement nécrosé par endroits. De plus, son poids et sa taille étaient bien en dessous de la normale pour une grossesse de ce terme. En bref, elle ne peut pas nous dire pourquoi tout cela est arrivé. Nous pouvons malgré tout envisager une nouvelle grossesse, car aucune anomalie ou maladie génétique n'a été retrouvée, mais je serai très surveillée et je devrai sans doute prendre de l'aspirine tout au long de cette grossesse, pour favoriser un développement normal du placenta. Elle termine en nous demandant si nous souhaitons voir et récupérer les photos qui ont été faites de Théo. Elle nous dit que c'était un très beau bébé. Bien sûr, nous acceptons. Ces photos sont bien différentes de celles que nous avions prises en salle de naissance. La maladie et les lésions de Théo sont plus visibles. Mais il est important pour nous de les récupérer.

« Il faut passer à autre chose », « Vous êtes jeunes, vous en referez d'autres », « Ce n'est pas comme si tu l'avais connu ! Cela aurait été pire s'il avait eu cinq ou six ans », « Arrête de te focaliser dessus ». Toutes ces phrases, nous les avons entendues et j'en entends encore certaines, comme malheureusement la plupart des parents endeuillés. Ces mots, je les exècre. Leurs auteurs ne se rendent pas compte de leur impact, ils pensent pouvoir nous aider en les prononçant, ils cherchent leurs mots. Je les excuse bien sûr, mais il est très difficile d'entendre certaines paroles malheureuses. En plus de cela, depuis sa disparition, partout, j'entends son prénom. Comme un fait exprès. Et l'entendre me glace le sang. Je ne le supporte pas. Aujourd'hui encore, dès que j'entends une maman appeler son fils « Théo », je me retourne, je regarde cet enfant et j'imagine qu'il pourrait être le mien. J'essaie d'imaginer à quoi il pourrait ressembler à ce moment-là, à qui. Chaque année qui passe, dès que j'aperçois un petit garçon qui pourrait avoir son âge ou qui porte aussi son prénom, je pense à lui.

15.
L'espoir d'une nouvelle vie

Début juin, je reprends mon travail. La boule au ventre. Je redoute les regards, les questions... Toutefois, je suis ravie de retourner à la vie active, de penser à autre chose, de ne plus rester seule à la maison à ressasser sans cesse. Je retrouve mes collègues, certaines ont été d'un soutien précieux durant toute cette épreuve. Je ne leur avais pas expliqué en détail ce qui s'était réellement passé. Par crainte d'être jugée sans doute. Je décide alors de le faire, lors d'un déjeuner avec celles dont je suis le plus proche. Tout est dit. La culpabilité reste présente, mais j'ose enfin dire qu'il s'agit d'une interruption médicale de grossesse, avec cette inacceptable décision à prendre.

J'essaie maintenant de reprendre goût à la vie, mais je suis en deuil. La particularité du deuil périnatal repose sur le fait qu'il n'y a pas ou peu de souvenirs de l'être perdu auxquels se raccrocher. Perdre un enfant durant la grossesse ou juste après la naissance entraîne le deuil de l'avenir et des projets que l'on avait construits pour lui, pour une famille en devenir. J'ai lu un jour *Mourir avant de n'être*[1]. Cette phrase est criante de vérité. Mon bébé est mort avant même d'avoir eu la chance de vivre. C'est terriblement difficile. Comment peut-on faire le deuil d'un être qui n'a pas vécu ? Je n'ai jamais aimé l'expression « faire son deuil ». Encore moins maintenant qu'il s'agit de mon bébé. Comment peut-on faire son deuil ? Accepter et passer à autre chose ? On apprend simplement à vivre avec. La douleur s'adoucit, mais elle reste présente. Comme une cicatrice, profondément ancrée, le plus souvent indolore, qui se réveille de temps à autre pour rappeler qu'elle sera là pour toujours, indélébile. Le manque de mon bébé est une plaie béante dans mon cœur et dans mon âme. J'essaie de me soigner, d'insensibiliser cette douleur. La seule guérison possible passe selon moi par une nouvelle grossesse et un nouvel enfant.

1. Sous la direction de René Frydman, Muriel Flis-Trèves ; Odile Jacob, 1997.

J'en ai tellement envie désormais. Je ne pense qu'à cela. Pouvoir donner tout l'amour que j'ai en moi et que j'avais pour mon Théo, à un autre enfant. Non pas pour remplacer mon bébé, mais pour lui donner un frère ou une sœur. Je prie pour avoir la chance d'être de nouveau enceinte, mais surtout pour ne plus jamais subir une telle perte.

Le 9 juin, mes règles arrivent. Avec elles, la déception de l'absence d'une nouvelle grossesse. Ce même jour, ma meilleure amie Audrey m'apprend qu'elle est enceinte. Au téléphone, je suis très heureuse pour elle. La nature n'ayant pas voulu leur offrir naturellement des enfants, ils ont dû avoir recours à la fécondation in vitro. C'est une magnifique surprise, pour eux qui attendent cela depuis déjà deux ans. Mais en raccrochant, je ne peux m'empêcher de pleurer mon fils perdu. L'ironie de la vie. Lorsque j'étais enceinte, c'était difficile pour Audrey, car son envie d'avoir un enfant n'était pas comblée, alors que pour moi, oui. En perdant Théo, elle s'est excusée du comportement qu'elle a pu parfois avoir, car la situation est désormais inversée. Malgré tout l'amour que l'on peut porter aux membres de notre famille ou à nos amis, c'est douloureux et difficile de faire face au bonheur et à la grossesse d'une amie, d'une cousine, d'une sœur, alors que pour nous l'espoir n'est plus. Pourtant, à cette période, autour de nous, il y a beaucoup de femmes enceintes. Par chance, la vie va rapidement nous redonner de l'espoir. Une nuit de fin juin, j'ai très mal dans le bas-ventre. Je pense immédiatement à une ovulation. Est-ce que la vie regagne mon ventre ? Je vais devoir patienter encore quinze jours pour le savoir.

Nous passons ce mois de juin à essayer de travailler un maximum. Se concentrer sur autre chose pour ne plus souffrir, le temps d'une journée. Jean-Marie tente de rattraper le retard de ces dernières semaines. Le week-end, nous nous rendons régulièrement sur la tombe de Théo. Nous essayons de nous tourner vers l'avenir, créer de nouveaux projets, faire des travaux dans la maison, penser à autre chose, profiter de nos amis et de notre famille. Nous sortons souvent, revoyons beaucoup de monde, parfois des personnes que nous n'avions pas revues depuis « l'épreuve ». Bien souvent, la discussion arrive sur la perte de notre bébé. Nous comprenons les questions, nous en parlons, mais c'est difficile. Face aux autres, c'est toujours très douloureux. Nous essayons de faire bonne figure. Jean-Marie a de plus en plus de mal à se confier. Alors que moi, j'en ressens le besoin. Je respecte ses silences. Il souffre à sa manière. En ce qui me concerne, parfois, je ne peux empêcher mes larmes de couler. Cette situation désarme aussitôt les personnes présentes autour de moi. Je m'en veux de leur faire subir cela ; heureusement, notre entourage est compréhensif et bienveillant.

Début juillet, mes parents partent en vacances pour trois semaines. J'espère qu'à leur retour, j'aurai une bonne nouvelle à leur annoncer. Et justement, le 10 juillet, mes règles sont absentes. Nous décidons aussitôt de faire un test de grossesse, sans trop y croire. La pharmacienne nous conseille de faire le test le lendemain matin au lever pour un résultat plus fiable. Mais nous ne pouvons attendre plus longtemps. Arrivés à la maison, je fais le test et Jean-Marie me dit d'attendre dans le salon. Il veut connaître le résultat en premier. Au bout de cinq minutes, je le vois revenir, l'air hagard, le test dans la main. Il me regarde, ému, et me dit : « C'est positif. » Je saute dans ses bras. Nous n'en revenons pas. Nous sommes fous de joie, mais un peu inquiets aussi. Est-ce que tout va bien se passer cette fois ? Allons-nous enfin avoir la chance de devenir parents ? Nous sommes le 10 juillet, et il y a tout juste trois mois, nous étions en train de vivre la pire des épreuves. La vie venait de quitter le corps de notre bébé. Aujourd'hui, une nouvelle vie a élu domicile dans mon ventre. Je prie pour que cette fois, nous puissions être épargnés. Dès le lendemain, j'appelle mon gynécologue pour l'en informer et prendre rendez-vous au plus vite. Nous n'en parlons à personne d'autre pour le moment. Jean-Marie est aux petits soins. Il souhaite que je me repose le plus possible. Je vais au laboratoire pour faire une prise de sang et contrôler le taux de Bêta HCG. Les résultats sont bons. C'est encourageant.

Quelques jours plus tard, nous avons rendez-vous avec mon gynécologue. Jean-Marie est présent. Il nous rassure, nous fait une échographie, tout va bien, un petit cœur bat. Je suis tellement émue et heureuse. Mais j'ai aussi très peur. Il nous dit qu'il n'y a aucune raison pour que cela se reproduise une nouvelle fois. Que je vais devoir faire attention à moi et à ce bébé. Ce que je fais. Je serai surveillée chaque mois comme le lait sur le feu, mais malgré toutes ces précautions, l'inquiétude fera malheureusement partie de notre quotidien durant ces neuf mois.

Les nausées arrivent, j'essaie de les masquer. Je veux attendre la première échographie officielle des douze semaines avant de l'annoncer à mon travail. Pour cette nouvelle grossesse, la nouveauté est que je dois prendre quotidiennement, en plus de l'acide folique, de l'aspirine, que j'arrêterai au huitième mois de grossesse, pour permettre au placenta de se développer correctement. Je m'y astreins scrupuleusement.

J'ai maintenant hâte d'annoncer la nouvelle à mes parents. Début août, ils rentrent enfin de vacances. Durant leurs trois semaines d'absence, j'avais informé ma maman que j'avais une tache assez étrange sur le ventre. Avec la complicité de ma belle-sœur, nous écrivons au rouge à lèvres un message sur mon ventre, entouré d'un cœur rouge. Puis je demande à Maman d'examiner la tache dont je lui ai parlé et je découvre mon ventre. Ma mère hurle de joie en comprenant le message. Mon père est heureux lui aussi. Je leur ai redonné le sourire après ce drame que je leur ai fait subir quatre mois auparavant, je suis soulagée.

En septembre, nous avons rendez-vous pour l'échographie des douze semaines d'aménorrhée. Nous retournons au centre d'échographie près de Versailles, où nous serons désormais suivis durant toute la grossesse par le Dr B. C'est très étrange de le retrouver dans de pareilles circonstances. Malgré tout, cela nous rassure. Il a suivi Théo et sa pathologie, il sera donc plus attentif à la santé de ce nouveau bébé. Nous avons confiance en lui. L'examen dure longtemps. Le Dr B. regarde tout sans exception.

Est-ce plus long qu'à la normale ? Je n'en sais rien, j'ai l'impression qu'il fait encore plus attention au moindre détail. Il s'assure que tout va bien et nous le confirme. Puis il nous apprend que ce bébé est un garçon. Nous sommes ravis. Théo nous a envoyé un petit frère ! Les quelques vêtements que nous avions achetés serviront alors à ce deuxième petit garçon. Nous devons être confiants pour lui. C'est incroyable, je l'aime déjà énormément. Je comprends alors que l'amour d'une mère ne se divise pas, mais se multiplie en fonction du nombre de ses enfants.

Nous réfléchissons maintenant au prénom de notre deuxième bébé. Comme toujours, nous sommes impatients. Nous ne l'appellerons pas comme notre enfant perdu. Mais je peux comprendre que certains parents en fassent le choix. Chaque décision est difficile à prendre dans cette épreuve. Aucun jugement ne doit être fait. Pour notre part, nous nous arrêtons rapidement sur « Antoine » qui signifie « inestimable » en latin. Et pour nous, en effet, cet enfant, et tout l'espoir qu'il porte en lui, est inestimable. Ce sera d'ailleurs sans doute pour lui un lourd poids à porter. Il sera toujours « l'enfant d'après », celui qui aura tout changé et qui nous aura redonné goût à la vie.

La grossesse pour Antoine se passe bien, mais je suis très angoissée et je pleure souvent. J'ai très peur d'un nouveau drame. Après tout, notre premier bébé n'est décédé que depuis quelques mois. Alors tout se mêle dans ma tête. Les dates anniversaires et les étapes qui ont compté pour Théo me perturbent. En septembre, je me remémore qu'une année auparavant, nous apprenions ma première grossesse. Ma petite nièce Célia, le troisième enfant de mon frère aîné, naîtra au début de ce mois, à 13 h 10, à la même heure que son cousin parti trop tôt. Je garde ce détail pour moi, mais je le vois comme un nouveau signe.

Les semaines passent, les consultations et les échographies s'enchaînent. Je me sens très surveillée et cela me rassure. S'il doit se passer de nouveau quelque chose, nous le saurons rapidement et nous pourrons réagir très vite. Je ressens régulièrement des contractions, mais visiblement, elles n'agissent pas sur le col. Malgré tout, je suis arrêtée assez tôt dans la grossesse, vers le cinquième mois.

Début décembre, je ne travaille plus. Je me consacre alors entièrement à mon futur bébé. J'essaie de me reposer le plus possible et de rester à l'écart de tout ce qui pourrait lui être néfaste. À Noël, mon ventre commence à être vraiment très gros. D'ailleurs, tout le monde remarque que j'ai bien plus de ventre que pour Théo, au même stade. C'est sans doute car il s'agit d'un deuxième enfant. Nous espérons avec Jean-Marie que cette fois ces fêtes de fin d'année seront réellement les dernières que nous passerons sans un enfant dans nos bras.

16.
L'enfant d'après

Début janvier 2007, nous commençons à peindre, décorer et installer la chambre de notre bébé. Pour Théo, nous n'étions pas parvenus à le faire, pour diverses raisons. Peut-être ressentions-nous inconsciemment que quelque chose n'allait pas ? Il ne se passera rien cette fois. Nous essayons de nous en persuader. Le week-end, Jean-Marie pose le papier peint, fait de la peinture. Je l'aide comme je peux. De mon côté, je prépare ses vêtements. Je suis heureuse.

Fin janvier, nous arrivons au stade difficile et angoissant des trente-deux semaines d'aménorrhée. Je me souviens avoir eu très peur à cette période. Peur que cela recommence, qu'on décèle un problème sur Antoine, qui n'aurait pas pu être vu avant, car les organes se forment petit à petit ; parfois, certaines anomalies sont découvertes tardivement dans la grossesse. C'est aussi le moment de la troisième échographie officielle, que je n'avais pas eu le temps d'avoir pour Théo. J'ai l'impression que le Dr B. s'attardera encore plus à ce moment-là sur les reins, la vessie et le cerveau de notre bébé. Mais il nous rassure, tout va parfaitement bien. Le poids d'Antoine est estimé, ce sera sûrement un gros bébé. Le Dr B. nous propose de réaliser une dernière échographie avec lui, à trente-six semaines d'aménorrhée. Si toutefois la moindre anomalie est décelée, il sera alors possible de déclencher l'accouchement à ce stade. Bien sûr, nous acceptons.

Un soir de février, mon amie Audrey m'informe qu'elle a entendu un appel à témoins dans l'émission « Les Maternelles » sur France 5, sur l'interruption médicale de grossesse. Elle me conseille de répondre à cet appel, même si celui-ci n'aboutit pas. Après hésitation, j'envoie un mail à la rédaction des « Maternelles », pour raconter mon histoire. Ce sera la première fois que je rédigerai des lignes sur cette épreuve. Je le fais sans penser une seule seconde qu'on puisse me rappeler ; je le fais surtout pour apporter mon témoignage, parler de mon expérience. Et je découvre que cela me fait du bien de rédiger et de mettre des mots sur ce qui nous est arrivé. Moins d'une heure après, mon téléphone sonne. L'une des journalistes de l'émission se présente, me dit qu'elle a lu mon mail et que dans la rédaction, tout le monde est bouleversé par notre histoire. Elle me demande alors s'il me serait possible de venir pour participer à l'enregistrement de l'émission. J'hésite, car j'ai peur. Je n'ai jamais participé à une émission télévisée. Je lui demande un temps de réflexion. J'en parle alors à Jean-Marie et mes parents. Après concertation avec eux, je rappelle la journaliste pour lui donner mon accord. Cette première expérience sera très enrichissante. Maman est venue avec moi sur le tournage. À ce moment-là, c'est encore très dur d'en parler, car tout cela date d'il y a moins d'un an et que je suis sur le point d'accoucher. Je ne pourrai empêcher quelques larmes de couler durant l'enregistrement. Karine Le Marchand, la présentatrice de l'époque, sera émue elle aussi. L'émission sera diffusée un mois plus tard. Je me souviens de cette matinée. C'est très étrange de se voir à travers le poste de télé. Après l'émission, je reçois beaucoup de messages de soutien et de remerciements. Certaines amies et certains collègues et membres de ma famille ont été touchés par mon témoignage. Pour la seconde fois, se précise alors en moi l'envie d'écrire un livre.

Nous sommes début mars, je pleure beaucoup en regardant l'émission. Je suis à deux semaines de mon terme et j'essaie de parler à Antoine, lui expliquer ma tristesse, m'excuser aussi. Théo est présent dans ma tête à chaque instant. Mais je tente de focaliser mon attention sur ce second bébé, qui a besoin de nous.

Les jours passent, interminables, mais rien ne se passe. J'ai terriblement peur de la mort fœtale in utero, sans savoir pourquoi. J'ai régulièrement des visites à la maternité pour suivre l'évolution de cette fin de grossesse. Mon gynécologue, le Dr P., est confiant. Mon bébé se porte bien et il n'y a aucune raison pour que j'accouche avant la date prévue du 26 mars. Pourtant, je n'en peux plus, je veux accoucher. J'ai l'impression d'être enceinte depuis plus d'un an. Et c'est, à peu de choses près, le cas. Entre le décès de Théo et cette seconde grossesse, seuls deux mois sont passés. Je suis consciente de la chance que nous avons eue, que d'autres n'ont pas toujours, d'attendre rapidement un autre bébé. Mais désormais, c'est trop long, l'impatience me gagne, je veux voir mon bébé.

Le week-end, avec Jean-Marie, nous faisons de très longues balades pour tenter de déclencher le travail. La maison est propre du sol au plafond, car j'ai entendu dire que de faire le ménage pouvait accélérer les choses. Mais Antoine ne semble pas décidé à naître. Le 22 mars, je revois une dernière fois mon gynécologue. Mon col de l'utérus est légèrement modifié, mais rien de très significatif. Il me prévient alors que nous allons attendre la date du terme, le lundi 26 mars suivant. Si je n'ai pas accouché à cette date, nous envisagerons un déclenchement. Je suis embêtée, car je ne souhaite pas être déclenchée. Bien sûr, mon accouchement pour Théo a été déclenché, je ne veux donc pas que cela soit le cas pour Antoine. J'aimerais quelque chose de plus naturel. Ma maman me parle alors d'une sage-femme libérale qui pratique l'acupuncture. Cela peut parfois avoir des effets sur la modification du col et la fréquence des contractions. Nous décidons d'aller la voir. Je m'y rends une première fois seule, le vendredi matin. C'est une sensation nouvelle. Ce n'est pas douloureux, mais c'est étrange. Elle me montre quelques mouvements à faire et des points d'acupuncture et de pression à solliciter durant le week-end pour que le travail démarre doucement et naturellement.

Samedi 24 mars. Il y a un an jour pour jour, nous apprenions que Théo était malade. Suite à cette annonce, nous allions vivre trois longues semaines d'attente pour une douloureuse finalité. Aujourd'hui, nous attendons la naissance de notre bébé espoir. Le matin, nous retournons voir la sage-femme libérale pour la deuxième séance d'acupuncture. Sur le chemin du retour, je ressens quelques contractions douloureuses, mais anarchiques et irrégulières. Nous décidons de passer la journée au calme, tous les deux, et de voir si le travail démarre réellement ou non. Dans l'après-midi, je me repose, nous regardons des films, je vérifie ma valise pour la maternité. Le soir, nous sommes invités chez mes parents pour dîner. Nous nous préparons, je prends une douche et Jean-Marie charge la valise dans la voiture, au cas où. Juste avant de partir, les contractions deviennent de plus en plus douloureuses et, alors qu'elles ne l'étaient pas jusqu'à présent, plus régulières. Jean-Marie note assidûment les horaires de chacune de mes contractions. Puis nous prenons la route pour nous rendre chez mes parents malgré tout, dans l'attente de voir si les contractions persistent. Nous avons du mal à croire que ce moment tant attendu arrive enfin. Arrivés chez eux, j'ai vraiment très mal. À peine le temps de passer aux toilettes et de faire un bisou à tout le monde que nous repartons pour la clinique.

Nous arrivons à 20 h. Une sage-femme m'examine et me pose un monitoring. Je suis effectivement bien en travail. Et ça avance rapidement. Nous sommes surexcités à l'idée de découvrir enfin notre bébé. Je suis installée en salle de naissance, Jean-Marie se déguise avec tout l'attirail du futur papa. On me pose la péridurale. Cette fois encore, c'est douloureux. L'anesthésiste ne l'explique pas.

Nous parions avec la sage-femme sur sa date de naissance. 24 ou 25 mars ? Il y a tout juste une année, nous venions de vivre l'une des journées les plus difficiles de notre vie. Je me souviens avoir dit à Jean-Marie, ce jour-là, que désormais cette date du 24 mars serait synonyme de tristesse. Mais c'était sans compter sur notre Antoine qui est venu balayer tout cela en naissant le 24 mars 2007, à 23 heures et 59 minutes… Quel heureux hasard.

Il a beaucoup pleuré, le médecin l'a posé sur mon ventre, je lui ai parlé pour le rassurer. Il a alors ouvert ses petits yeux, deux petites billes toutes noires, et a posé son regard profond dans le mien, puis s'est calmé un instant. C'est un moment très fort en émotion dont je me souviendrai toujours. Notre petit garçon est magnifique, nous sommes les plus heureux. Enfin, la vie nous sourit.

Malgré notre bonheur, une tristesse persiste en moi. Un an auparavant, mon tout-petit ne pleurait pas, la situation était désespérément calme. Mais mon bébé espoir pleure beaucoup. Excessivement. Le personnel médical nous le confirme. Antoine a sans doute à ce moment-là beaucoup de choses à nous dire, des angoisses venant de sa vie in utero qu'il doit évacuer. Notre première rencontre est ambiguë. Je suis à la fois très heureuse d'avoir mis au monde ce deuxième enfant que j'attendais tant, si beau, si parfait à mes yeux, mais je suis en même temps profondément malheureuse. Je culpabilise énormément de ressentir ce mélange d'émotions. Pourquoi ? Il y a à peine un an, j'accouchais d'un enfant mort, mais aujourd'hui mon bébé veut me faire comprendre qu'il est bel et bien là lui, et qu'il a besoin de moi. Je regrette d'avoir ressenti ce sentiment à ce moment-là, cela a un peu gâché ma rencontre avec mon Antoine. Mais je comprends mieux désormais. L'interruption médicale de grossesse est une épreuve psychiquement très violente. Les sentiments se bousculent en nous, c'est très éprouvant. Là encore, il faut du temps pour permettre au corps, mais surtout à l'esprit, de retrouver un certain équilibre. Le fait de mettre au monde un enfant mort est comme un raz-de-marée qui renverse tout sur son passage et qui remet tout en question. Je me suis sentie comme un pantin désarticulé, sans repères. L'arrivée d'Antoine, bien que salvatrice, est alors bouleversante d'émotions et de sentiments.

17.
Une seconde vie

Le séjour à la maternité se passe bien, malgré quelques difficultés avec mon allaitement. J'ai maintenant hâte de retourner chez nous et qu'Antoine découvre sa maison. Le soir de notre retour, je suis chamboulée. Heureuse d'être chez moi avec mon homme et mon bébé, mais désemparée devant ce petit bonhomme qui pleure beaucoup et dont j'ai désormais l'entière responsabilité.

Le premier mois de vie d'Antoine sera difficile pour moi. Moi qui avais tellement hâte d'avoir un enfant, je pleure chaque jour. Je me pose tout un tas de questions, j'angoisse pour un rien, tout me fait peur. Je vis mal cette situation. Je m'en veux terriblement de ne pas être la maman la plus heureuse du monde. Je ne suis pas à la hauteur. Je ressens une profonde culpabilité face à mes sentiments. J'ai sans doute vécu à ce moment-là une dépression post-partum, un peu plus que le fameux « baby blues ». On ne parle jamais vraiment de ce trouble qui peut arriver après la naissance d'un enfant. C'est pourtant très douloureux et culpabilisant. J'ai toujours entendu ma mère dire qu'elle n'avait jamais vécu cela, alors je culpabilise d'autant plus. La naissance est un immense bouleversement dans la vie des parents. Après un deuil périnatal, le risque de dépression post-partum est encore plus grand. Je me suis sentie seule à ce moment-là. Durant les neuf mois de la grossesse, la femme enceinte est accompagnée, choyée, préservée. Après l'accouchement et encore plus dans les semaines qui suivent, j'ai eu l'impression d'être abandonnée. Pour moi qui porte en plus le deuil d'un enfant, tout en essayant d'en accueillir un autre, il me paraît évident avec le recul qu'une aide psychologique m'aurait été nécessaire. Après un deuil périnatal, c'est la même chose. On peut bien sûr de soi-même décider d'aller consulter un spécialiste, mais l'accompagnement psychologique est, je trouve, encore faible.

11 avril 2007. Nous arrivons à la douloureuse date anniversaire de la mort de Théo. Nous nous rendons sur sa tombe. J'ai beaucoup redouté ce mo-

ment. Cette fois, Antoine est dans nos bras. Ce petit garçon, tout de blanc vêtu comme son frère l'était aussi, et emmitouflé dans une couverture chaude, dort paisiblement dans mes bras. Il est là. Il a besoin de moi, de nous, de notre amour. Il est celui qui nous a permis de reprendre espoir. Petit à petit, les choses rentrent dans l'ordre. Je prends mes marques avec mon petit garçon. Il nous émerveille chaque jour. Antoine devient un beau et gros bébé, avec une bouille toute ronde et un regard très profond. J'ai souvent l'impression, lorsqu'il me regarde, qu'il a tout un tas de choses à me dire.

À la mort de Théo, Jean-Marie m'a confié avoir peur de ne jamais avoir un enfant qui pourrait lui ressembler. Il m'a dit qu'il avait remarqué autour de lui que, souvent, l'aîné d'une fratrie ressemble plus au papa. Pour lui, Théo étant décédé, il n'aurait pas d'enfant qui lui ressemble. Pourtant, Antoine est la copie conforme de son père. Il a ses yeux surtout, mais aussi son sourire. Tous les gens qui le croisent nous disent que la ressemblance avec son père est flagrante. J'en suis très heureuse.

Antoine est devenu un petit garçon très souriant, très joyeux. Il nous fait de très grands sourires dès qu'il nous voit. Pourtant, plus petit, avant qu'il ne sache parler, il râlait beaucoup, sans que l'on comprenne toujours pourquoi. Ce n'était pas vraiment des pleurs, mais bien des « plaintes ». Il paraissait parfois mécontent, semblait vouloir nous dire des choses. Du jour où il a su parler, il ne s'est plus arrêté. La parole est véritablement son mécanisme de défense. Dès qu'il est un peu angoissé ou inquiet, il parle à n'en plus finir.

Mais j'en suis consciente, ce petit bonhomme qui nous a redonné le sourire portera pour toujours un lourd fardeau sur ses épaules. Il sera pour toujours l'enfant d'après. C'est sans doute très difficile pour ces enfants nés à la suite du décès d'un aîné. Ils portent en eux tout l'espoir d'une nouvelle vie, mais aussi la tristesse du passé. Au fond de moi, je redoute son adolescence, sa vie d'adulte et toutes les questions qu'il pourrait se poser sur sa place au sein de sa famille, sur son existence. Nous essayons d'anticiper les choses. Nous ne lui avons jamais caché qu'il y avait un premier bébé avant lui. Je ne me souviens pas précisément du jour où je lui en ai parlé pour la première fois. J'ai l'impression de l'avoir toujours fait. Aujourd'hui, il parle très librement de son grand frère Théo. Il me pose parfois des questions auxquelles j'essaie de répondre le plus sincèrement possible. Malgré cela, Antoine reste un enfant très angoissé, terrifié par la mort et par l'absence en général. Il a également du mal à créer des liens avec les autres enfants, ainsi qu'à se détacher de nous. Cette situation nous peine beaucoup. Il préfère toujours être avec nous ou d'autres adultes, plutôt que d'aller jouer avec des enfants de son âge. Il n'est pas à l'aise dans la relation. C'est un petit garçon particulier, je le reconnais, sans que je sache l'expliquer. Cela vient-il de son histoire ? De sa vie in utero ? De tout ce qu'il a pu comprendre, ressentir et percevoir ? Nous travaillons avec lui sur ces points depuis qu'il a quatre ans. Nous rencontrons souvent des difficultés pour son acceptation à l'école. Lorsque je le vois malheureux car il a été délaissé et mis de côté, c'est comme un coup de poignard dans mon cœur de maman. Dans ces moments-là, j'ai envie de hurler. Mes sentiments sont exacerbés, encore plus lorsqu'il s'agit de la tristesse de mes enfants. J'espère qu'il réussira à se construire un caractère fort malgré tout, et que l'absence de son grand frère deviendra une force pour lui. En attendant, nous essayons de lui donner toutes les clés pour grandir sereinement. Depuis l'âge de 5 ans, il voit régulièrement une pédopsychiatre qui le connaît bien maintenant et à qui il se confie beaucoup.

Encore plus que la plupart des autres enfants, Antoine est une véritable éponge. Il ressent tout.

Sans avoir besoin de le dire, il perçoit ma tristesse, ma colère. Il s'inquiète du moindre changement, de la moindre nouveauté. Il craint beaucoup mon absence. Le soir, si je dois m'absenter, il a du mal à s'endormir tant que je ne suis pas rentrée. Notre relation est fusionnelle et terriblement puissante, mais aussi très ambiguë. Il peut parfois me mettre dans une colère noire, il me teste sans cesse, me pousse parfois à bout. Il veut avoir constamment mon attention rien que pour lui. Il a du mal à me partager. Mais il reste l'enfant qui m'a sauvée, mon petit garçon qui est arrivé comme un don du ciel pour me réconcilier avec la vie.

18.
De nouveaux projets

Quelques mois après la naissance d'Antoine, Jean-Marie a rapidement souhaité refaire un bébé. Nous avons toujours voulu avoir une grande famille avec, si possible, des enfants d'âges rapprochés. Mais je pense aussi que le fait d'avoir un troisième enfant si rapidement était peut-être pour nous une manière de conjurer le sort. Et puis nous rêvions secrètement d'avoir une fille. Alors, le 27 juillet 2008, notre petite Camille est venue agrandir notre famille. J'ai appris sa présence le 9 novembre 2007, le jour de la Saint Théo… Sans le vouloir, je le perçois encore comme un signe de notre ange. La grossesse pour Camille s'est bien passée. J'étais beaucoup plus détendue que pour celle d'Antoine. Il faut dire aussi qu'ayant déjà un enfant à m'occuper, je n'avais plus autant de temps pour me poser des tas de questions. Là encore, j'ai été très bien suivie, toujours par les mêmes médecins qui connaissaient notre parcours. Nous étions les plus heureux d'avoir notre petite fille, si petite, si jolie et en bonne santé. Notre famille à nous était désormais bien ancrée et construite. Antoine et Camille nous ont redonné le sourire.

En attendant Camille, j'ai voulu donner un nouveau sens à ma vie, en tout cas en ce qui concernait ma vie professionnelle. Après mon IMG, une vieille vocation a refait surface, celle de travailler dans le milieu médical. À l'adolescence, j'avais longtemps hésité à entreprendre des études d'infirmière, mais je pense qu'à ce moment-là je n'avais pas la maturité nécessaire pour me lancer. Après tout ce temps passé à l'hôpital pour Théo, c'est devenu comme une évidence. Durant ma grossesse, un plan social a eu lieu dans mon entreprise, avec des départs volontaires. Après avoir étudié la question et en avoir longuement parlé avec Jean-Marie, j'ai demandé à en faire partie pour devenir infirmière. En fin de grossesse, avec mon Antoine encore tout petit, me voilà partie à réviser, à m'entraîner et à passer les concours. D'abord l'épreuve écrite. Avril 2008, je suis enceinte de six mois. Dans cet immense hangar rempli de centaines d'étudiants infirmiers potentiels, je me demande ce que je fais là. C'est le seul concours que j'aurai tenté sans trop y croire. À ma grande surprise, un mois plus tard, je reçois les résultats : je suis admissible à l'épreuve orale. J'ai du mal à y croire. Je dois me présenter devant le jury fin juin, soit un mois avant ma date de terme. J'arrive à l'examen avec mon énorme ventre rond. Je récite mon épreuve, tel que j'ai appris à le faire. Puis viennent les questions, notamment sur mon organisation personnelle et familiale avec mes deux enfants à gérer. J'essaie d'être confiante, je m'en sortirai. Mon discours a dû les convaincre, puisque début juillet, j'apprends que je suis reçue et admise en école d'infirmière. Après un report de scolarité d'une année, j'entame alors mes études d'infirmière en septembre 2009.

Ces trois années d'études sont éprouvantes physiquement et émotionnellement. Le rythme est difficile, intense, parfois décousu. Jean-Marie est très pris par son travail, il part souvent en déplacement professionnel. Alors, la plupart du temps, je dois gérer seule les enfants, en plus d'organiser la vie de famille et de faire mes études d'infirmière. Antoine est scolarisé en maternelle, en toute petite section, et Camille est gardée par une assistante maternelle.

Après ma journée d'école, je vais les chercher, je m'occupe d'eux le soir et, une fois couchés, je travaille mes cours. J'essaie de ne pas prendre de retard. Le week-end, je dois en plus gérer la maison, les courses, le ménage, tout en m'aménageant des temps de révision. Les périodes de stage sont encore plus difficiles car, la plupart du temps, je dois me rendre très tôt le matin sur mes lieux de stage, avant même le réveil des enfants. Mes parents ont été d'une aide précieuse durant mes études, indispensable même. Je les ai parfois vus arriver à la maison à 6 h du matin pour prendre le relais et s'occuper des petits avant que je ne parte en stage, ou bien encore rester dormir lorsque Jean-Marie était en déplacement et moi en garde de nuit. J'ai essayé d'assumer mon rôle de maman et d'élève infirmière du mieux que j'ai pu. Il est certain que je n'aurais pas pu y arriver sans l'aide de mes parents et le soutien de Jean-Marie.

L'examen final des études d'infirmière passe, entre autres, par la rédaction d'un mémoire de fin d'études, avec pour thème un sujet rencontré en stage et qui fait écho en nous. C'est au cours de la première année que ce mémoire est abordé, pour permettre aux étudiants d'avoir du temps dans leur réflexion. Pour moi, c'est tout vu, je parlerai de l'interruption médicale de grossesse. Là encore, j'ai dû me battre pour faire accepter mon choix. Mes professeurs, mes amis et ma famille sont réticents à ce que je prenne ce sujet de fin d'études. Tous craignent que je n'arrive pas à surmonter ma tristesse et que ce sujet devienne un handicap pour moi. Je réalise des stages, je me documente beaucoup, je lis plusieurs livres sur le sujet. Dès que j'ai le temps, je pars courir pour m'aider à réfléchir. Cela m'aide vraiment. Ce sujet me tient à cœur, j'y arriverai. Pour mettre toutes les chances de mon côté, je décide d'aller voir une psychologue et de faire une thérapie, un travail sur moi-même pour aborder mon mémoire de la façon la plus saine qui soit et pour ne pas tomber dans le « pathologique ». Je ne veux pas parler de mon histoire personnelle, mais bien de celle des couples que j'ai pu rencontrer, de leurs difficultés et de leurs questionnements. Je veux me soigner, moi, pour pouvoir mieux écrire leurs souffrances à eux. Après avoir glané quelques conseils par-ci, par-là, je décide d'aller voir une psychologue qui pratique la technique de l'EMDR, « Eye Movement Desensitization and Reprocessing », qui signifie littéralement « Désensibilisation et Reprogrammation par le Mouvement des Yeux ».

Cette technique de psychothérapie traite les états de stress post-traumatique, pour guérir de situations bloquées, digérer des situations beaucoup trop douloureuses pour l'esprit, abaisser l'état émotionnel au travers de la parole, additionnée du mouvement des yeux. Au départ, je suis très sceptique. Je doute beaucoup de cette technique. On me prévient que cela peut être choquant, car l'événement est revécu par l'esprit pour mieux le gérer par la suite. La psychologue m'inspire confiance, elle est douce et calme, sa voix m'apaise. Les séances se passent bien, mais revivre certaines choses est bouleversant. Je reparle de tout ce qui s'est passé avec Théo, de l'annonce de sa maladie, jusqu'à son enterrement. Deux épisodes douloureux ressortent de ces séances. Deux étapes que j'avais enfouies, visiblement les plus difficiles à vivre pour moi. La première est le fait de ne pas être retournée voir Théo le jour où je suis sortie de l'hôpital, de l'avoir « laissé » seul et d'être rentrée chez nous sans l'avoir revu une dernière fois. La seconde, j'en ai parlé précédemment, et cela m'a bouleversée, car je l'avais totalement enfouie en moi. Il s'agit du moment où, dans l'amphithéâtre, le jour de son enterrement, une personne de notre entourage a soulevé la couverture, que j'avais bordée autour de Théo, pour mieux le voir. Cette situation est terriblement douloureuse pour moi. Elle ressort très violemment. Je pleure beaucoup, je suis en colère. Je comprends alors certaines de mes réactions ou certains ressentis totalement inconscients jusqu'à présent. Cette thérapie a été bénéfique. J'en suis ressortie plus apaisée, plus sereine, plus apte à aborder, dans mon travail d'infirmière, la prise en charge de couples confrontés à un deuil périnatal.

Lors d'un stage de début de troisième année, je me rends dans un grand hôpital parisien, en salle de naissance, où je rencontrerai de nombreux couples confrontés à l'interruption médicale de grossesse. Étonnamment, j'arrive à prendre du recul devant ces couples, à prendre ma place de future professionnelle. Cela me conforte dans mon idée de devenir infirmière, plus particulièrement infirmière en maternité. J'aimerais accompagner ces couples. Mieux que personne, je sais leur souffrance, je comprends leurs larmes et leur tristesse. J'ai envie de leur dire que je les comprends parce que j'ai vécu la même terrible épreuve qu'eux. Mais je me retiens. J'essaie de les accompagner du mieux que je peux.

Avril 2011. Cela fait cinq ans que Théo est parti. C'est toujours douloureux. J'ai lu un jour qu'il faut cinq années pour faire son deuil, dans le cas d'un deuil périnatal : fausse couche, mort fœtale in utero, interruption médicale de grossesse, mort juste après la naissance. Est-ce vrai ? Selon moi, on ne fait jamais complètement son deuil. Une chose est sûre : à ce moment-là, je me sens toujours coupable. Cette culpabilité particulière est restée très longtemps en moi. Cinq années durant lesquelles je me suis demandé si nous avions pris la bonne décision. N'aurions-nous pas dû le faire naître et voir son évolution ? Était-il si gravement malade ? En étions-nous sûrs ? Bien évidemment, nous n'étions sûrs de rien… Jusqu'au jour où, cinq ans jour pour jour après sa disparition, j'ai décidé de demander l'accès à mon dossier médical et au compte-rendu d'autopsie à l'hôpital de Poissy. Il m'a fallu attendre à peu près deux mois pour le recevoir. Ce délai est long, mais au bout d'un certain temps, les dossiers sont descendus aux archives de l'hôpital.

C'est mon médecin traitant qui a reçu mon dossier et qui m'a appelée pour en parler avec moi. « Votre bébé était très abîmé », ce sont ses mots. Des paroles qui m'ont soulagée, apaisée. Oui, nous avions pris la bonne décision. En plus de la valve obstructive qu'il avait à l'urètre et qui l'empêchait d'évacuer ses urines, son cerveau était très lourdement lésé, avec des parties nécrosées. Tout cela, on le savait déjà. Ses poumons étaient aussi plus petits que la normale, ainsi que son foie. Mon ange était de toute façon condamné… Mon bébé, si beau, était pourtant si malade au fond de lui.

Fin juin 2012, je me rends à mon oral de fin d'études pour présenter mon sujet : « Mourir avant de naître : comment l'infirmière peut-elle accompagner l'impensable ? ». Théo est très présent dans ma tête à ce moment-là. Je ne pense qu'à lui, je fais ça pour lui. Je refuse de montrer ma peur. Au bout de trente minutes, je ressors de là totalement épuisée et je m'effondre en larmes. Mes copines étudiantes infirmières me soutiennent.

J'ai réussi, je n'ai pas flanché et mes émotions n'ont pas pris le dessus durant ma présentation. Je me suis battue pour ce travail, pour lui donner vie et pour le présenter officiellement, mais aussi en pensant à tous ces parents endeuillés et incompris. Là encore, s'agit-il d'une ruse de mon esprit pour faire vivre mon fils malgré tout ?

Les résultats tombent un mois plus tard. Le jury m'a mis la plus haute note. Je suis très émue. Lors de ma remise officielle de diplôme, Jean-Marie, mes parents et mes enfants sont présents. Je suis fière d'avoir réussi ce pari osé. Lorsque la directrice de l'école m'appelle et que je me lève pour me rendre sur l'estrade, devant ma famille et mes collègues infirmiers avec qui j'ai partagé ces études, Théo ne quitte pas mes pensées. Secrètement, je lui dédie ma réussite. Je suis officiellement infirmière et une partie de mon fils ne m'a pas quittée durant ces trois longues années d'études, épuisantes, intenses, éprouvantes. J'y suis arrivée.

Une fois diplômée, j'ai un nouveau projet en tête. Je ne compte pas m'arrêter là. J'aime ce métier avant tout pour le contact humain, la relation privilégiée que l'on a avec certains patients à des moments de leur vie où ils sont parfois les plus vulnérables. J'aime à penser qu'à notre niveau, on peut les aider, les soutenir et les accompagner vers la guérison. Toutefois, ce que j'aimerais surtout faire, c'est travailler en salle de naissance et pouvoir, parfois, accompagner des parents confrontés à une IMG et un deuil périnatal. L'ayant moi-même vécu, je me dis que je peux sans doute leur apporter un peu de soutien, faire ce que je peux, à mon niveau, pour les aider, ne serait-ce qu'un soutien durant quelques heures. Durant ce laps de temps qu'il nous sera donné de partager, ils se sentiront compris, soutenus et écoutés. Mais les places d'infirmière dans ces services sont rares. Durant l'été 2012, je multiplie alors les contacts et je relance régulièrement les cadres des services de maternité qui embauchent des infirmières en salle de naissance. Il s'agit surtout de maternités de niveau

3, qui prennent souvent en charge des grossesses à risque et des enfants présentant diverses pathologies.

La pédiatrie m'attire aussi beaucoup. En tout cas, c'est ce que je pense au début. J'y travaillerai durant cinq mois. Pendant cette période, j'ai rencontré un couple qui venait d'avoir des jumeaux. La maman avait accouché prématurément. L'un des jumeaux est décédé à la naissance, mais le deuxième a été pris en charge en néonatalogie. Bien sûr, ce couple était désemparé, inquiet et dévasté par la perte de l'un de leurs jumeaux. Peu de temps avant leur départ de l'hôpital, j'ai réussi à entamer le dialogue avec la maman pour évoquer la perte de son bébé. J'ai essayé de lui faire comprendre à demi-mots que je comprenais sincèrement sa tristesse. Bien qu'il ait été difficile, j'ai aimé ce contact et cet échange avec ces parents endeuillés. Cela m'a confortée dans mon envie d'accompagner ces couples. J'ai aimé le contact avec les parents, mais la prise en charge des enfants n'était pas évidente. Il m'est difficile de voir les enfants qui ont mal ou peur lorsque l'on vient leur faire des soins. Je ne me sens pas à l'aise. Le fait d'être maman, contrairement à ma première idée, ne m'a pas aidée. Alors, lorsque l'opportunité d'avoir un poste au bloc maternité d'un grand hôpital s'est présentée, j'ai saisi l'occasion. Même si c'est trois fois plus loin de la maison et qu'il va falloir que je travaille de nuit, peu m'importe. C'est réellement ce que je souhaite faire.

19.
Un regard vers l'avenir

Janvier 2013. Je commence à travailler en salle de naissance. Je suis ravie et comblée professionnellement. J'ai souvent réfléchi à la raison qui me pousse à travailler dans un tel service. On pourrait penser que cela me fait revivre la perte de Théo. J'avoue y avoir pensé aussi. Mais ce que j'aime avant tout, c'est le contact avec ces familles dans un moment aussi important, unique et joyeux qu'est la naissance d'un bébé. C'est pour cela avant tout. Je trouve aussi un intérêt dans l'accompagnement des couples confrontés à un deuil périnatal. J'espère pouvoir, durant les quelques heures où nous les accueillons en salle de naissance, les aider et les soutenir, afin qu'ils gardent un souvenir apaisé de leur prise en charge et ne pas rajouter de la colère et de l'amertume à leur souffrance.

Jusqu'à présent, il m'est arrivé une seule fois de dire à une maman que je comprenais mieux que quiconque sa peine. Cette femme était seule, son mari étant resté à la maison pour s'occuper de leurs autres enfants. Elle était enceinte de 6 mois environ lorsqu'elle a dû prendre la décision d'interrompre sa grossesse pour raison médicale. Après la naissance de son bébé, je suis restée un moment avec elle dans la salle de naissance. Bien sûr, elle était bouleversée de tristesse. Avant de quitter la salle, je lui tenais la main. Elle m'a demandé comment elle allait faire pour s'en sortir, qu'elle n'arriverait jamais à reprendre le dessus. Je lui ai alors promis qu'elle allait y arriver, que ce serait long, qu'elle n'oublierait jamais son bébé, mais que la douleur allait s'apaiser. Elle m'a alors regardée droit dans les yeux avec des yeux interrogateurs. Je lui ai avoué que j'avais vécu la même épreuve qu'elle et que je pouvais lui promettre tout cela. Elle s'est mise à pleurer en me disant qu'elle était désolée pour moi. Je lui ai dit de ne pas l'être, que j'étais là pour l'accompagner et qu'elle n'oublierait jamais son fils, mais que la douleur serait moins vive au fur et à mesure des années. Avant de partir, elle m'a chaleureusement remerciée et cela m'a profondément émue. Ce jour-là, j'ai eu l'impression d'avoir donné un sens à mon parcours.

La problématique de mon mémoire de fin d'études était d'accompagner les parents ayant subi une IMG dans la décision de voir ou non leur bébé. Bon nombre de couples décident, le plus souvent par peur, de ne pas voir leur bébé. Or, lors de mes recherches, j'ai lu que nombreux sont les parents qui regrettent ce choix par la suite. Le fait de voir son bébé décédé (lorsqu'il est visible bien sûr, car certaines pathologies ne le permettent pas), peut aider les couples dans leur travail de deuil. En ce qui nous concerne, Jean-Marie et moi-même n'avons jamais regretté de voir Théo, bien au contraire. Cela a donné un sens à notre douleur et l'a crédibilisée. Notre bébé était parti, mais le voir nous a permis de le découvrir, de voir que nous avions malgré tout réussi à faire un beau bébé, et également de lui dire au revoir d'une manière plus paisible. Il faut respecter le choix des parents, quel qu'il soit, mais il est important de les accompagner en leur donnant toutes les clés qui leur permettront par la suite de ne pas avoir de regrets et de faire un choix serein et réfléchi.

Trois mois après mon arrivée dans ce service, j'ai été confrontée à cette problématique. Un jeune couple avait dû prendre la décision d'interrompre la grossesse. Durant tout le travail et la naissance de leur bébé, ils étaient tous deux très silencieux et renfermés. La relation n'était pas évidente à établir. Lorsque la sage-femme a évoqué la possibilité pour eux de voir leur bébé, ils n'ont rien dit avant de refuser timidement. Nous sentions que leur décision n'était pas ferme. Leur bébé était très beau. Nous en avons parlé avec la sage-femme, puis lorsque je suis retournée faire les derniers soins à la maman avant qu'elle ne remonte dans sa chambre, le couple a commencé à poser des questions sur leur bébé. Tout en douceur et sans imposer quoi que ce soit, je leur ai à nouveau proposé de le voir. Ils ont accepté. Nous leur avons alors amené leur enfant. Au moment de lui dire au revoir, les parents lui ont laissé un doudou. Ensuite, ce couple nous a vivement remerciées pour notre accompagnement, pour leur avoir proposé de voir leur enfant. Avec ma collègue sage-femme, nous avons été étonnées de voir que notre relation avec eux avait changé depuis qu'ils avaient vu leur enfant. Nous avons eu le sentiment de faire quelque chose de positif pour eux et de les avoir bien accompagnés. Cette situation a également confirmé mon désir d'accompagnement de ces couples et a fait émerger en moi de nouvelles idées professionnelles.

Je suis diplômée depuis un an maintenant et je commence à prendre mes marques dans ce service qui m'intéresse tant. Les nuits de travail s'enchaînent, mais aucune ne se ressemble. Ce contact avec les futures mamans et les couples me ravit. J'ai la sensation d'avoir réellement trouvé ma voie. Certaines situations et histoires de vie sont parfois très difficiles à aborder et à prendre en charge. Bien sûr, les interruptions médicales de grossesse ou les morts fœtales in utero ont une résonance particulière en moi. Certaines familles me touchent plus que d'autres. J'ai quelquefois assisté à la naissance de petits garçons prénommés Théo. Il m'est arrivé un jour d'être très en phase avec un couple en particulier. Nous avions tissé un lien de confiance et nous étions très à l'aise avec eux. Juste avant la naissance de leur enfant, comme à chaque fois, je leur demande quel prénom ils ont choisi pour leur bébé, afin de faire les étiquettes d'identité après la naissance. Au fond de moi, sans que je sache expliquer pourquoi, je connaissais la réponse au moment où je leur ai posé la question… « Théo. » Mon cœur s'est emballé, j'ai eu la chair de poule, les larmes me sont montées aux yeux. Je suis restée le nez sur ma feuille, en leur tournant le dos. J'ai senti quelque chose d'étrange dans cette pièce. Je leur ai répondu :

« C'est un très beau prénom. » Puis le papa m'a demandé : « Vous avez un enfant qui s'appelle comme ça, je parie ? » Que lui répondre ? « Oui, mon fils porte ce prénom. » Puis j'ai repris mes esprits, j'ai caché mon émotion, je leur ai fait un grand sourire et je suis sortie.

Les questions relatives à mes grossesses et mes enfants sont toujours pour moi un véritable dilemme. « Combien d'enfants avez-vous ? », « Où as-tu accouché la première fois ? », « Comment as-tu connu le Dr B. ? ». Je n'aime pas mentir. Alors, même lorsque je n'ai pas particulièrement envie d'évoquer mon premier enfant, je me sens obligée de dire la vérité. Antoine et Camille sont grands maintenant, en âge de comprendre les choses et de faire leurs propres choix. Lorsque je décide de ne pas évoquer Théo en leur présence, ils s'insurgent presque et me rappellent qu'avant eux, il y avait un grand frère... Je me souviens d'une fois où une dame que nous connaissions peu m'a demandé combien j'avais d'enfants. Ma réponse n'a pas plu à Antoine qui a rétorqué tout fort : « Maman, tu t'es trompée, tu as trois enfants, Théo, Camille et moi. Il ne faut pas oublier Théo quand même ! Ce n'est pas parce qu'il est au paradis qu'on doit l'oublier ! » Sa vérité nous a désarmés. Il avait raison. Mais il est difficile de parler d'emblée de son enfant mort à une personne que nous connaissons à peine. Il y a quelques décennies encore, c'était un sujet tabou. Un enfant décédé in utero ou à la naissance restait un secret de famille pour toujours. Bien souvent, les fratries apprenaient très tardivement l'existence d'un frère ou d'une sœur décédée. Avec Jean-Marie, il a toujours été évident d'informer nos enfants qu'avant eux, un bébé est né et décédé et que cette épreuve a été très douloureuse pour nous. Il est alors naturel maintenant pour eux d'en parler, de l'évoquer, de penser à lui. Ils ont des périodes où ils ont beaucoup de questions concernant leur grand frère. Ils veulent savoir et comprendre. Nous essayons de leur expliquer avec des mots simples, sans rentrer dans les détails. Ils se sont demandé comment cet enfant a pu « s'envoler vers le ciel ». Comment leur expliquer l'indicible ? Comment leur dire la vérité sans les choquer, ni les blesser ? « Théo avait un gros bobo à la tête, il était très malade, alors son petit cœur s'est arrêté et il est allé au paradis. » Voilà ce que je leur ai dit.

Nous n'en parlons pas tout le temps, mais parfois il s'invite dans la conversation sans le vouloir… Et le plus souvent, ce sont nos enfants qui l'évoquent. Camille, il y a peu de temps, s'est offusquée du fait que nous ne fêtions pas l'anniversaire de son grand frère : « Maman, on fête toujours nos anniversaires, alors pourquoi ne pas fêter celui de Théo ? On pourrait lui envoyer des bisous ou des ballons dans le ciel le jour de son anniversaire ? ». Leurs réactions innocentes me touchent. Je suis fière d'avoir réussi à faire vivre Théo dans leurs esprits et dans leurs cœurs, mais surtout que cela soit naturel pour eux et visiblement sans souffrance.

Été 2013, se pose pour nous la question d'un nouvel enfant. Nous en avons très envie. Nous avons déjà deux enfants, un garçon et une fille, nous pourrions nous arrêter là. Maintenant que je travaille en salle de naissance et que je suis confrontée à des situations parfois difficiles et douloureuses, je sais qu'une nouvelle grossesse sera forcément délicate. Mais l'envie d'agrandir notre famille s'impose à nous. Le jour de notre huitième anniversaire de mariage, nous apprenons ma quatrième grossesse. Un bébé est prévu pour le mois de mai 2014. Je suis profondément heureuse. Vers trois mois de grossesse, nous apprenons la nouvelle à Antoine et Camille. Ils sont ravis, ils sautent de joie ! Antoine me prévient : « Il faut que tu fasses attention à ton petit ventre maintenant Maman ! »

Cette grossesse se passe bien, hormis, mais c'est une habitude pour moi maintenant, des contractions qui arrivent tôt. Le rythme de nuit, la charge de travail et les trajets en voiture sont assez fatigants. À l'échographie du premier trimestre, nous apprenons que nous attendons une deuxième fille. Nous sommes ravis, même si nous n'avions pas de préférence quant au sexe de ce quatrième enfant. Camille s'inquiète régulièrement de savoir si tout va bien se passer pour ce bébé. Un soir, après notre traditionnel câlin, notre rituel du coucher, elle me dit : « Maman, j'espère que petite sœur ne va pas se cogner dans ton ventre et avoir le même bobo à la tête que Théo. Je ne veux pas qu'elle meure... » Leurs réactions me désarment parfois.

Durant cette quatrième grossesse, mes angoisses ne me lâchent pas. J'ai peur. Sans qu'il y ait de réelle raison, je crains la maladie ou une malformation. J'explique cela par mon nouveau métier. Au quotidien, je suis confrontée à des difficultés, la maladie et les malformations pour certaines grossesses que je suis amenée à prendre en charge. Je suis encore plus sensibilisée à tout ce qui pourrait arriver à mon bébé. Peu de temps avant mon arrêt, nous avons une nuit particulièrement difficile et mouvementée. Tellement intense qu'à la fin de ma garde, j'ai un mal de ventre très important qui me fait penser que je suis peut-être en train de perdre ma fille. J'ai très peur. Heureusement, tout va bien pour elle. Mais ce signal d'alerte incite mon médecin à m'arrêter par précaution. Le reste de ma grossesse se passe bien. Antoine et Camille ont hâte de rencontrer leur petite sœur. De temps en temps, je ressens le besoin de me rendre sur la tombe de Théo. Pour me confier à lui, lui faire part de mes inquiétudes et de son manque que rien ne comble. Je lui demande surtout de veiller sur son frère et ses sœurs.

Le 11 mai 2014, veille de mon terme, Margaux voit le jour. Jean-Marie est très ému. Ma maman, présente en salle d'attente, a la chance de nous rejoindre en salle de naissance, alors que Margaux n'a que quelques minutes de vie. C'est un moment très intense, particulièrement émouvant. La naissance de Margaux s'est très bien passée. C'est une magnifique petite fille, qui a un regard très profond elle aussi, avec de jolis petits yeux en amande et tout noirs. On dirait une petite Eurasienne. Cela nous amuse. Elle atteint mon cœur rien qu'en me regardant. Juste après sa naissance, la sage-femme souhaite nous montrer son cordon ombilical, car il a une particularité qu'elle a rarement vue. Durant sa vie in utero, Margaux a dû se retourner tellement de fois qu'elle a fait un nœud à son cordon. La sage-femme nous dit : « Votre fille sera peut-être navigatrice, car elle a fait un nœud de marin à son cordon ! ». En voyant cela, Jean-Marie et moi sommes amusés. La sage-femme l'est beaucoup moins, car elle nous explique à demi-mots que si le nœud avait été un tout petit peu plus serré, Margaux n'aurait pas reçu suffisamment d'oxygène. Nous comprenons donc que nous venons peut-être de passer à côté d'un second drame dans notre vie. Notre ange a veillé sur elle, j'en suis sûre. Malgré cette anecdote, je garde un souvenir magique de ce quatrième accouchement.

J'aime ces instants de vie en suspension, où plus rien n'a d'importance, juste l'instant présent. J'aime être enceinte et accoucher, j'ai à chaque fois l'impression de gagner une bataille sur la vie. C'est sans doute pour cela que je souhaite avoir plusieurs enfants, une grande famille, comme un pied de nez au destin et à la vie qui a voulu ôter mon sourire à jamais. J'ai besoin de ces maternités, de ces grossesses, de donner la vie, de prendre mes bébés dans mes bras, de les embrasser un millier de fois par jour et leur répéter sans cesse que je les aime.

20.
Le baiser de l'ange

Margaux grandit à toute vitesse. Comme dans beaucoup de familles avec plusieurs enfants, notre rythme de vie est intense. Malgré cela, nous souhaitons agrandir la famille une dernière fois. Nous voulions avoir quatre enfants. Un parfait équilibre selon nous. Antoine et Camille nous réclament eux aussi un autre bébé. Fin juillet 2016, j'apprends cette nouvelle grossesse. Un dernier enfant pour finaliser cette belle fratrie. Ce nouveau bébé est prévu entre le 8 et le 15 avril 2017. Personne ne peut alors s'empêcher de penser qu'il y a de grandes chances pour qu'il naisse le 10 ou le 11 avril, deux jours douloureux de sens.

Cette cinquième grossesse est très fatigante. Beaucoup plus que les autres. Mon âge qui avance sans doute, et le fait d'avoir déjà trois enfants. Mais je suis la plus heureuse. J'essaie de faire tout ce que je souhaite, pour n'avoir aucun regret, et de profiter de chaque instant.

Mi-octobre, nous apprenons que c'est une fille. Une troisième. Nous le prenons avec amusement. Tout le monde ironise sur le fait que Jean-Marie et Antoine vont être les seuls hommes de la maison et qu'ils seront bien entourés. Antoine, malgré ce que je pouvais penser, s'en accommode très bien. Il est ravi d'avoir une troisième sœur. Lorsque je lui poserai la question s'il n'est pas trop déçu de ne pas avoir de petit frère, il me répondra que lui, tout ce qu'il souhaitait, c'était un autre bébé. Peu importe que ce soit encore une fille.

Nous mettrons plus de temps que pour les trois autres à choisir son prénom. Mais le 11 avril 2016, dix ans après la mort de Théo, et alors que nous nous trouvions au Québec, sur les hauteurs de la vieille ville, nous avons, Jean-Marie et moi, été photographiés sous un kiosque « Princesse Louise ». En redécouvrant la photo, c'est une évidence : elle doit s'appeler Louise.

Le 8 avril, jour de mon terme théorique, Louise n'est toujours pas née. Ma gynécologue me prévient alors que nous laissons passer le week-end et qu'ils me déclencheront maximum le 11 avril si mon bébé n'est pas né d'ici là. Étrangement, cela ne me dérange pas du tout. Je me dis que ce serait là encore un signe de mon ange. Mais Jean-Marie est beaucoup plus réservé sur cette éventualité. Pour lui, Louise doit avoir sa propre date de naissance. Ces deux événements ne doivent pas se mélanger, notre cinquième enfant ne doit pas avoir pour date anniversaire un souvenir douloureux pour nous. Le destin a dû entendre sa requête, car notre petite Louise est née le 9 avril 2017. Son arrivée est un véritable bain de bonheur pour nous. Antoine, Camille et Margaux sont fous de joie de l'accueillir. Ils sont tous les trois doux et aimants. Malgré le fait que Louise arrive en cinquième enfant, l'amour reste le même. Il se multiplie.

Quelques heures après sa naissance, nous remarquons sur son visage une tache qui part de son front et descend sur ses paupières et légèrement sur le bout de son nez. On nous prévient que cet angiome, assez banal, disparaîtra au fur et à mesure qu'elle grandit. Quelques jours plus tard, nous apprenons que cette sorte d'angiome s'appelle communément un « baiser de l'ange ». En l'apprenant, j'en ai des frissons. Encore un heureux hasard, ou un signe, selon les croyances de chacun. Pour nous, Théo est encore là, d'une manière ou d'une autre. Un signe de sa présence. La boucle est définitivement bouclée.

Une page se tourne. Celle de la maternité. Dans les jours qui suivent mon accouchement, j'ai beaucoup de mal à l'accepter. Réaliser que je ne serai plus jamais enceinte, que je ne porterai plus jamais la vie, est difficile pour moi. J'essaye de comprendre ma réaction, mes sentiments. Pourquoi ce besoin presque viscéral de vouloir donner la vie ? Ce sentiment est-il normal ? Est-ce lié à la perte de Théo ? Le fait d'être enceinte et de donner naissance ne serait-il pas pour moi une manière de revivre cette grossesse inachevée et de vouloir réparer ce traumatisme ? Je n'en sais rien. Ce sentiment est pour moi un « deuil de maternité ». Me résoudre à ne plus porter la vie.

Au fil des semaines, je l'accepte mieux. Mais je reste fragile malgré tout sur le sujet des enfants. J'ai sans cesse cette peur inexpliquée qu'il leur arrive quelque chose, qu'ils tombent malade. J'aimerais avoir plus de détachement, prendre la vie telle qu'elle vient, plus légèrement, arrêter de me faire du souci pour eux, mais je n'y arrive pas. Je veux protéger mes enfants de tout, sans doute car je n'ai pas su protéger Théo. Comme pour beaucoup de parents, mes enfants sont ma raison de vivre.

Aujourd'hui, je vis plus sereinement avec l'absence de mon bébé. Bien sûr, pas un jour ne passe sans que je ne pense à lui au moins une fois, mais je ne ressens plus de colère en moi. Je suis plus apaisée. Parfois, j'oublie pour quelques secondes ce que nous avons vécu. Mais un signe, un prénom, une image, une chanson, me rappelle mon fils. À la maison, les seuls souvenirs que j'ai de Théo sont précieusement gardés dans une boîte, rangée dans notre chambre. Dedans, se trouve mon dossier de grossesse, les différentes échographies, mais aussi un album avec les photos que nous avions prises de lui, son bracelet de naissance, ou bien encore la petite mèche de ses cheveux… Dans notre chambre également, est encadrée une photo de sa toute petite main posée dans les nôtres. Cette photo, je la vois tous les jours, je passe devant, mais je ne m'attarde plus aussi souvent dessus. Et parfois, je la regarde, je m'arrête et je réalise alors toute la douleur de la situation. Mon fils sera pour toujours présent en moi. J'espère un jour le retrouver dans une autre vie. En attendant, chaque petite plume sur mon passage est le symbole de sa présence. À jamais.

Composition et mise en page : Thomas Ragage
Dépôt légal : septembre 2017
N° d'édition : 865
N° d'impression : 1017G00044

Achevé d'imprimer à Monts par Soregraph-Livres en octobre 2017

L'imprimerie Soregraph est titulaire de la marque
Imprim'vert® depuis 2004